COMME QUOI

LA

MÉTHODE RASPAIL

EST

LA SEULE RATIONNELLE.

OPUSCULE

Présenté à la barre de ses concitoyens,

PAR

Henri CASTEL,

Médecin à Roubaix.

Prix : 50 centimes.

EN VENTE

CHEZ TOUS LES LIBRAIRES

1858.

Lille — Imprimerie de Lefebvre-Ducrocq, place du Théâtre, 36.

A MES CONCITOYENS.

Après avoir satisfait à la loi sur le diplôme, aussitôt que je fus reçu médecin, les malades connaissant mes antécédents, savaient que mon intention formelle était de suivre entièrement la méthode médicale du célèbre F.-V. Raspail, avec d'autant plus de raison, qu'ils m'ont vu depuis sept ans constamment à l'œuvre. De nombreux malades de diverses localités sont venus me demander du soulagement, leur nombre grossissait chaque jour, j'ai dû prendre la détermination d'établir un cabinet de consultations à Lille. Chose tout à fait étonnante et pénible à la fois, mais vraie et réelle, ce sont les malades eux-mêmes qui m'ont paru étonnés que la nouvelle méthode ne fut pas adoptée d'une manière générale. Les avantages qu'elle présente sont si patents, qu'ils se font un devoir de conscience de la faire connaître à ceux qui ne sont pas désillusionnés sur l'inefficacité de la médecine scolastique, alors que ses ministres, les princes de la science, ont perdu leur foi depuis bien longtemps. J'ai voulu les aider dans cette tâche difficile, car, chaque fois qu'on veut détruire les erreurs ou le préjugé, on rencontre toujours sur son chemin d'innombrables obstacles. J'ai pensé que, pour l'intelligence de mes lecteurs, en faisant paraître un résumé concis du chaos qui règne dans les doctrines médicales de l'Ecole, je leur épargnerais bien des recherches et qu'en même temps ma tâche se trouverait considérablement abrégée.

Mon opuscule que je livre à la publicité se divise en quatre paragraphes :

1° Comment j'ai connu le nouveau système de médecine;

2° Mon séjour à l'école de médecine à Lille ;

3° Contradictions et désaccord qui règnent dans les livres médicaux; incertitude et insuccès dans l'application des médicaments; réforme demandée à cet égard par les sommités médicales; justice rendue aux désirs de la nouvelle méthode;

4° La réforme des honoraires du médecin, par moi proposée, afin que les intérêts de celui-ci ne soient plus en opposition avec ceux du malade.

Toutes ces questions sont palpitantes d'intérêt, leur solution intéresse au plus haut degré l'humanité entière. Ce n'est pas une guerre que j'allume, c'est la paix que j'apporte, les armes dont je me servirai, c'est la persuation. Croyez bien, Messieurs, qu'il a fallu que ce fut la voix du devoir qui parlât bien fort pour que je fasse paraître cet opuscule, je sens combien il me manque de talent pour écrire! Pourvu que mes pensées soient claires et bien comprises par mes lecteurs, c'est tout ce que je demande, mon ambition ne s'élève pas au-delà. Je tiens à prouver à mes chers concitoyens qu'en changeant de profession, je suis toujours resté l'ouvrier qui prépare le bien être aux autres et qui se contente, pour toute récompense, du plaisir que lui procure le travail! Ainsi, je ne redoute nullement la critique faite de bonne foi, au contraire, je serai le premier à me rendre à la justesse de ses observations. Quant aux sarcasmes et à l'ironie de mes adversaires, ils seront en pure perte. Au point de vue où je me suis placé, l'animosité et l'amour propre blessé n'auront aucun accès. Que mes amis, ou ennemis, partisans ou adversaires, soient bien convaincus et qu'ils ne perdent pas de vue que je n'écris pas par une vaine gloriole. En publiant des faits qui me sont personnels, et qui se sont passés sous vos yeux, leur évidence sera plus frappante, elle aura plus de force persuasive sur les esprits qui vacillent ou qui nient tout; en les publiant, dis-je, je ne crois pas m'abuser sur leur utilité pour les malades, et, par conséquent pour l'humanité souffrante.

H. CASTEL.

Roubaix, ce 15 septembre 1857.

§ I.

Comment j'ai connu la nouvelle doctrine médicale.

Lorsque je quittai Roubaix, en 1852, pour entrer à l'Ecole de médecine de Lille, et y suivre les études nécessaires pour obtenir le diplôme d'officier de santé, un grand nombre de personnes crurent qu'il me serait impossible d'atteindre mon but, car j'avais trente-cinq ans, je n'avais point fait d'études latines, j'étais dans le commerce depuis plus de vingt ans, et n'avais jamais mis le pied dans un seul hôpital. Je connaissais ces difficultés et bien d'autres encore, mais je savais aussi, qu'avec une volonté ferme et une conviction profonde, on pouvait affronter bien des obstacles, bien des embûches et les vaincre. Cette ardente conviction me servait de boussole, et me fit arriver à bon port. Comment s'est-elle développée chez moi? le voici :

A la fin de 1849, un de mes amis souffrait depuis trois ans ; sa maladie, — malgré de nombreuses consultations, — ne faisait qu'empirer. Ce que voyant, un de nos amis communs engagea le malade à suivre la méthode Raspail, affirmant que son fils, sujet aux mêmes douleurs, l'ayant suivie pendant deux mois, se trouvait complètement guéri. En effet, le mieux ne tarda pas à confirmer son assertion. A mon tour, frappé de la puissance de la nouvelle médication, je désirai la connaître; j'eus de longues conversations avec le fils guéri, et je me procurai le *Manuel annuaire de la santé*, afin de pouvoir l'étudier selon mes forces. Là, à chaque page, à chaque nouvelle excursion, que je faisais dans le domaine de l'observation, je fus émerveillé de la simplicité de la méthode et des résultats obtenus. Comment! enlever la fièvre avec l'eau sédative? Cela me parut bien fort, c'était là un point immense et que je voulus vérifier par moi-même, — je ne tardai pas à acquérir une certitude. Vingt personnes vinrent bientôt me confirmer la même chose; aussi, lorsqu'elles voient encore aujourd'hui ordonner l'eau froide et même la glace dans les fièvres graves, elles ne peuvent se défendre d'un sentiment de pénible tristesse, car elles ne comprennent pas qu'on emploie encore des moyens aussi funestes que désorganisateurs quand on a sous la main une préparation simple et bienfaisante comme l'eau sédative.

Je pus me convaincre que la plupart des maux de tête, de gorge, de ventre, se dissipaient souvent, rien qu'en l'appliquant sur les parties malades. Ce précieux médicament, me suis-je dit, est donc, à lui seul, tout une révolution et doit être employé dans toutes les maladies inflammatoires. N'est-il pas alors bien extraordinaire qu'on ne l'emploie dans aucun cas! Et croirait-on, qu'aujourd'hui encore, les médecins ne veulent point en entendre parler! Un jour viendra où l'humanité tout entière fera un sanglant reproche aux doctrines de la médecine scolastique de son esprit rétrograde!

Je me mis à étudier l'*Histoire naturelle de la santé et de la maladie*, grand ouvrage de M. Raspail, dans lequel l'infatigable travailleur recherche dans la nature entière toutes les causes qui peuvent amener la maladie. La chimie, la physique, l'histoire naturelle, la botanique, la physiologie, toutes ces sciences se groupent et ne forment qu'un faisceau d'où on voit sortir la lumière dans toute sa pureté.

Dans mes conversations avec les médecins, dans mes discussions avec ces Messieurs ainsi qu'avec les élèves, j'ai vu clairement qu'il était impossible de les convertir à nos idées, et je n'ai pas rencontré un médecin qui ait étudié sérieusement les œuvres de M. Raspail, en dehors de ceux dont les noms se trouvent au Manuel. Il est certain que si j'en eusse trouvé un seul qui eût consenti à étudier la nouvelle méthode et à l'appliquer, je me serais empressé de me décharger d'un fardeau bien lourd pour moi, et à lui envoyer des malades. Mes regrets étant vains, inutiles, je me fis ce raisonnement :

La nouvelle médication enlève la fièvre, comme par enchantement, dans le plus grand nombre de cas, tandis que la médecine scolastique n'a rien pour la combattre; elle ne fait, en général, que contrarier la natnre, ou greffer une maladie sur une autre, en employant des remèdes contraires à la nature du mal. Ainsi, en employant la glace contre la fièvre cérébrale, le refroidissement spontané de la tête peut jeter le malade dans un état voisin de la mort, et, cependant, les ouvrages classiques disent que le passage subit du chaud au froid est la source de plusieurs maladies.

La nouvelle médication enlève les douleurs qui viennent compliquer les maladies; la médecine scolastique temporise et attend tout du temps, quand elle n'ajoute pas, par ses dérivatifs, de nouvelles souffrances à celles qui existent déjà.

La nouvelle médication connaissant, en général, les causes des maladies les plus graves, emploie des moyens efficaces pour les éliminer et les détruire, des succès nombreux obtenus sur tous les points du globe le prouvent suffisamment.

Il n'en est pas de même avec la médecine scolastique : les médecins ne s'entendent pas sur les causes des maladies, ils ne les recherchent même pas, aussi le traitement, comme conséquence naturelle, doit subir les mêmes variations; jamais on n'a vu deux médecins traiter de la même manière la même maladie. Et, cependant, ce sont là les hommes qui ont mission de nous soigner lorsque nous sommes souffrants, et de nous guérir lorsque nous sommes malades ! Ces flagrantes contradictions m'ont vivement frappé ; mon esprit, harcelé de doute, n'avait rien pu faire par lui-même, et cependant le succès constant de la nouvelle méthode allégeait chaque jour le joug de ma pensée. Enfin, l'amour de l'humanité, triomphant de l'hésitation de mon esprit, m'a donné une nouvelle énergie et je me suis fait l'ouvrier de mes idées.

A mesure que j'approfondissais les œuvres de M. Raspail, je m'initiais à ses grandes découvertes, la nature m'apparaissait sous un aspect tout nouveau, et alors je compris la conquête du microscope et son application dans les sciences. C'est à l'aide de cet instrument que M. Raspail est allé au fond des choses, qu'il a pu tracer la marche du développement chez les végétaux et les animaux, qu'il a pu étudier les déviations et les maladies qui frappent les uns et les autres, les organes des êtres infiniment petits, leurs habitudes, etc. Du reste, mon admiration n'est qu'un pâle reflet des expressions si bien senties et si vraies de Geoffroy Saint-Hilaire, président de l'Académie des sciences en 1833.

« Vos recherches microscopiques ont fait connaître la na-
« ture intime de certains points moléculaires ; elles ont mis
« à la portée de la société de nouveaux matériaux et ont ainsi
« créé à son profit des trésors d'une fécondité toute puis-
« sante.

« Elles ont sur moi, comme membre de la Société, une in-
« fluence de gratitude et de haute estime pour leur auteur.
« Que je fusse resté entièrement isolé, je nourrissais pour
« vous, au fond de l'âme, un respect profond, comme j'en
« conçois pour tous les bienfaiteurs de l'humanité.

« Or, qui a plus de droits, Monsieur, aux encouragements
« des savants que vous, qui venez d'ouvrir une nouvelle
« voie de recherches en trouvant des faits aussi pleins d'a-
« venir, en créant des idées si nouvelles et si heureusement
« inspiratrices d'idées subséquentes ! »

Avant d'aller plus loin, qu'il me soit permis de dire de suite que les ouvrages de science ont enregistré un grand nombre des travaux de M. Raspail. Le *Dictionnaire de médecine* que j'ai sous les yeux, donne sa méthode d'observations par le microscope ; ses recherches sur la fécule, qui sont une clef de voûte pour l'histoire du développement, j'y trouve même les figures publiées sur l'*Acarus scabici*, l'insecte de la gale, maladie contre laquelle on employait un traitement incendiaire qui amenait une gale repercutée. (Grisolle, p. 119). Aujourd'hui on tue l'insecte et le malade peut en être débarrassé au bout d'une heure. Combien cependant l'observation et l'étude du naturaliste progressent lentement, et surtout combien ses recherches profitent peu à l'humanité. Ainsi, en 1634, l'insecte de la gale a été observé et reconnu comme auteur de la maladie et ce ne fut que 200 ans plus tard que ce point d'histoire naturelle a été admis par les médecins. Jugez du nombre de victimes qu'il y eut pendant ce laps de temps (Grisolle). Les bonnes femmes de la Corse et les nègres de la Guadeloupe savaient extraire l'insecte depuis un temps immémorial.

On doit comprendre toute l'importance que l'étude de semblables causes doit avoir pour la pathologie, lorsque l'on songe à l'*acare* de la gale dont je viens de parler. Puisque très souvent la cause nous échappe, faute d'études particulières, pourquoi ne ferions-nous pas comme on fait en mathématiques, pourquoi ne procéderions-nous pas par analogie ? Que se passe-t-il dans les maladies de la peau ? Ne commencentt-elles pas toutes par un bouton, une élévation quelconque, accompagnée de démangeaisons ou de douleurs ? Eh bien, agissez contre ces boutons, contre ces démangeaisons de la même manière que contre la gale, et vous êtes sûr d'obtenir les mêmes résultats. On est forcé d'admettre la similitude des causes. La plus petite étincelle peut produire les plus grands incendies ! Une fois la cause d'une maladie, descendue des hauteurs imaginaires des entités médicales, et enregistrée dans le domaine de la stricte observation, tout le monde se met à l'œuvre, car tout le monde a des yeux pour voir et assez d'intelligence pour comprendre. Ceci est bien simple et accessible à toutes les intelligences, n'est-ce pas ? Et pourtant, lorsque le réformateur médical, pour reconnaître la cause des maladies, a formulé ainsi sa méthode. « Une cause « de maladie étant donnée, rechercher les effets qu'elle peut « produire, et des effets remonter aux causes en s'appuyant « sur les données de la science et l'observation directe. » Le monde médical a jeté un cri de réprobation. Pourquoi cela ? je l'ignore. — Quant à moi, qui n'ai aucune prétention au savoir, mais qui cherche à me rendre utile à mes concitoyens par mon dévoûment, j'ai trouvé que la science qui est claire et concise, vaut beaucoup mieux que celle où on ne comprend rien et qui n'est faite que pour certains esprits privilégiés. Cette exclusion, je la comprendrais facilement si la maladie ne régnait que dans certaines régions, mais comme nous sommes tous sujets à être malades, j'aime beaucoup à me rendre compte de ce qui peut occasionner ma maladie. Autrement, comment l'éviterai-je ? Et puis, beaucoup d'autres réflexions m'ont amené à me demander comment il se faisait que nous, qui sommes si prévoyants, si spéculateurs pour tout ce qui regarde nos intérêts privés, nous devenions, pour ainsi dire indifférents lorsqu'il s'agit de notre santé ?

La réponse est très simple ; les uns se portant bien ne croient pas que la maladie puisse les atteindre ; d'autres pensent qu'il n'est pas au pouvoir des hommes d'éviter la maladie ; d'autres regardent comme au-dessus d'eux de s'enoccuper et croient que le médecin en aura raison aussitôt qu'il sera appelé. Les milliers de personnes qui succombent tous les jours ne leur font pas ouvrir les yeux ! il n'ont jamais arrêté leur pensée un seul instant sur les mille dangers qui les menacent, et dont ils auraient pu se préserver avec un peu de précaution ; et quand la maladie les force d'abandonner leurs affaires, ou frappe les membres de leur famille ; alors ils maudissent leur sort et ont recours, les uns à toutes leurs connaissances pour leur demandar des conseils sur la maladie, sans s'inquiéter de la cause qui l'a produite, les autres au médecin, quel qu'il soit, lequel essaie sur leur malade les mille moyens qui ont joui d'une grande vogue, *il y a un siècle*. ensuite abandonnés, puis repris, malgré les nombreux insuccès enregistrés dans les ouvrages de médecine.

Partout l'ignorance est la cause première de tous les malheurs, c'est elle qui engendre en nous de la défiance en nos propres forces, et fausse notre jugement. L'homme ignorant est un bipède moins l'instinct.

L'animal malade cherche sa guérison dans les simples et il s'en trouve bien, il s'en faut qu'il en soit de même avec l'homme. Il ne juge rien par lui-même, on lui dit de faire telle ou telle chose, il la fait; une voisine lui indiquera un remède efficace qui a guéri beaucoup de malades, vite il l'applique et ainsi de suite. Plus avisé ou plus prudent, voyant sa femme ou ses enfants malades, il court chercher un homme de l'art. Cet homme n'est il pas là exprès pour connaître les souffrances du malade? qui pourra mieux que lui apporter du soulagement? Croyez-vous qu'il soit venu à l'idée d'un honnête ouvrier de soupçonner la science douteuse du docteur? pas le moins du monde. Il s'est dit : cet homme est le médecin, comme moi je suis le serrurier; moi je connais mon état. Aussi lorsqu'on lui demande comment se porte sa femme? il répond tout bonnement qu'elle est bien malade, parce que le médecin le lui a dit. Mais d'où vient cette grave maladie, il l'ignore complètement. Le médecin a prescrit à sa femme des potions calmantes, des dérivatifs efficaces, la malade boit les potions avec une scrupulense exactitude, s'enlève la peau avec les vésicatoires, mais elle ne se trouve pas mieux. Le pauvre homme ne se décourage pas, au contraire, le médecin lui a expliqué que l'organisation de sa femme est excessivement nerveuse, qu'elle avait besoin de repos, de beaucoup de rafraîchissants, et que sa maladie serait longue, à cause des complications qui peuvent survenir pendant le cours de la maladie; comment ne pas croire à un langage de cette nature? Il n'est venu à l'idée de personne de supposer que cette assurance pouvait être fausse et qu'elle ne reposait que sur des données problématiques. Douter du savoir du médecin, c'est apporter le trouble dans ses affections intimes: le doute suppose une recherche quelconque, notre individu étranger à la science étouffe en lui la voix impérieuse de sa conscience; le malade donc appartient corps et âme à qui le traite. Tant pis si l'insuccès couronne son œuvre, il ne dépend de personne, il ne doit de comptes à personne, la faute ne peut pas lui être attribuée! Comment une maladie si grave, une si mauvaise organisation de la malade, une femme qui était si grêle, si nerveuse, qui portait en elle un germe de phthisie, qui avait son estomac entièrement délabré, pauvre malheureuse, elle ne tenait qu'à un fil!..... les absents ont toujours tort. Le médecin a parlé, tout est dit!

La confiance doit exister lorsque les faits reposent sur des données certaines, lorsque l'évidence de la démonstration est visible, palpable, c'est pourquoi, en voyant tant de faits surprenants à chaque page de l'*Histoire de la Santé*, j'ai voulu avoir l'âme nette. Aujourd'hui, en vous soumettant ces quelques pages de mes douces convictions, je ne ferai qu'affermir vos croyances.

La nouvelle méthode, disait-on de toutes parts, ne voit dans nos maladies que les vers. C'est une absurdité. Pour une cause qui périclite, il fallait trouver une arme, le ridicule; mais ce ridicule n'a pas pu se soutenir, et voici pourquoi:

M. Raspail n'est pas un révolutionnaire, mais un réformateur.

M. Raspail n'est pas un démolisseur, mais un créateur.

Dès le moment que la cause de nos maladies est externe à nos organes, il fallait la chercher, la trouver sur le fait et la consigner. La division des causes prouvera d'une manière plus sensible la mauvaise foi des contradicteurs.

Nous les divisons en neuf groupes:

« 1° Le manque ou l'impureté de l'air et l'empoisonnement miasmatique;

« 2° La privation, l'excès, l'insuffisance ou la mauvaise qualité des substances alimentaires;

« 3° L'empoisonnement par l'ingestion, la respiration et l'absorption;

« 4° L'excès trop longtemps continué du froid et de la chaleur, ou le passage subit d'une température à une autre;

« 5° Les contusions et solutions de continuité des chairs, les fractures, perforations et écrasement des os, les plaies et blessures de quelque nature qu'elles soient;

« 6° L'introduction dans nos tissus d'échardes, arêtes, barbes de graminées, poussière et balayure de greniers, poils de végétaux, de ces milliers enfin de petits corps acérés, tordus, aigus que le vent emporte et dissémine dans l'atmosphère que nous respirons comme des myriades d'atomes;

« 7° L'introduction dans les diverses cavités de nos orga-

« nes, de graines qui germent et se développent, ou de sub-
« stances qui enflent sous l'influence de l'humidité et finis-
« sent ainsi par distendre et obstruer la capacité des organes;

« 8° Le parasitisme externe ou interne d'œufs aquatiques,
« de vers, de larves de mouches et chenilles, d'acares, d'in-
« sectes parfaits, enfin d'helminthes ou vers intestinaux;

« 9° Maladies morales, impressions violentes, affections
« froissées, espérances trompées, ambitions déçues, ennui
« et désespoir, causes invisibles qui frappent comme la foudre
« en un clin-d'œil, ou bien nous rongent et nous dévorent
« comme un poison lent et subtil. »

Je n'entrerai pas dans le développement de chacun de ces groupes, c'est fort inutile, je ne fais pas l'analyse du grand ouvrage. Je n'aurai pas besoin non plus de démontrer que toutes les questions se touchent, s'enchaînent, que toutes les sciences se donnent la main: la physique, la chimie, l'histoire naturelle, la philosophie, etc., etc., se coudoient. Avec cette démonstration suffisamment donnée par M. Raspail, qu'y a-t-il d'étonnant que le mot de l'énigme de n'importe quelle maladie se trouve découvert et que le médecin marche d'accord avec ses principes, puisque à chaque pas la théorie est confirmée par la pratique.

Mais il ne s'agit pas d'avoir raison, il faut prouver qu'on a raison. C'est là le plus difficile. Lancer une vérité au milieu d'une assemblée composée de personnes graves, sérieuses, qui la méconnaissent, c'est vouloir s'exposer bien volontairement à une mauvaise réception de leur part, c'est un jeu où, les forces n'étant pas égales, la lutte ne peut pas durer longtemps. Les maladies occasionnées par les vers étaient tombées en désuétude, c'était bien pour les vieilles commères et pour les charlatans, mais les Facultés de Médecine n'en admettaient pas. Il était admis dans les cours de Messieurs les Professeurs que les vers intestinaux pouvaient vivre tranquillement dans notre corps, sans lui porter le moindre préjudice; c'est pourquoi on les voyait rejeter avec les excréments dans des maladies graves, ils pouvaient tout au plus compliquer une maladie, mais non l'engendrer, ni la développer. Quoique, de temps en temps, les malades se guérissaient en cachette en prenant quelques vermicides, personne n'osait proférer le pourquoi de la guérison, tant la crainte du ridicule était dominante, ou, ce qui est plus juste, tant l'ignorance des causes de nos maladies était profonde! Oui, la vérité a été toujours enfantée dans les douleurs! Lorsqu'on souffre continuellement et que les soins les plus assidus, les prescriptions les plus savantes, la soumission la plus aveugle ne font qu'augmenter le mal, il est permis alors au malade de se demander d'où lui vient cette torture continuelle qui lui empêche de manger, de se reposer. Quelle en est la cause? Qui peut mieux qu'un malade apprécier les symptômes de ses douleurs, avec quel intérêt il épluche le moindre incident; cette étude de chaque instant, cette concentration d'esprit ne peut qu'élargir le cercle de sa pensée, de ses recherches. C'est ainsi qu'après plusieurs tâtonnements, la lumière s'est faite et la vérité a pris place en donnant raison, hélas! aux observations des bonnes gardes-malades. L'auteur de ces belles découvertes, en dédaignant les misérables flèches de l'envie, poursuit sa tâche avec énergie et persévérance.

Entrons dans quelques détails sur cette question, elle nous touche de trop près pour la passer sous silence :

« L'ascaride vermiculaire est un petit ver filiforme d'un blanc de neige, d'une longueur qui ne dépasse pas 1 centimètre. Cet animal, si grêle, si transparent, est doué d'une rigidité, pour ainsi dire, cornée. Quand on le soulève hors du liquide avec la pointe d'une aiguille, il casserait plutôt que de fléchir. Toutes les fois que ce ver rampe sur un plan qui le gêne ou se débat contre un obstacle, il se coude de telle sorte qu'il peut plonger sa queue roide et acérée dans les tissus vivants avec la puissance de la perpendicularité et de l'angle droit

« L'ascaride vermiculaire ne vit point, comme certaines larves, dans les excréments humains; on ne le trouve jamais vivant ou mort au centre des cylindres excrémentiels, il périt vite plongé dans les selles liquides ; il périt dans l'eau chaude et encore plus vite dans l'eau froide. Le canal intestinal du ver paraît toujours incolore ; or, s'il vivait de nos excréments ou du bol alimentaire, son canal se dessinerait sur toute la longueur du corps, et cela en vertu de la transparence du derme, avec des couleurs aussi variables que peut l'être celle de nos aliments. C'est ainsi que les *strongles* qui habitent les vaisseaux sanguins, ont le canal intestinal coloré en rouge, c'est ainsi que le canal intestinal du pou se dessine à travers son corps par la couleur rouge des caillots de sang qu'il a sucés. La structure de la bouche indique que l'animal s'attache aux parois des organes à la manière des sangsues, qu'il se nourrit par le mécanisme de la succion et de l'aspiration et non au moyen de solutions de continuité, en un mot, que si la surface à laquelle il s'attache se trouve appauvrie de sucs et que l'aspiration du parasite commence à ne plus s'exercer que sur des tissus épuisés il peut, en plongeant sa queue roide et acérée dans l'épaisseur des parois, pénétrer jusqu'aux couches des cellules turgescentes et faire arriver de cette manière à son suçoir, des liquides que lui refusaient les surfaces devenues imperméables par épuisement.

« En y prêtant une attention un peu plus soutenue, on remarque que l'extrémité de la queue, toute cornée qu'elle est, se contourne en spirale et à la manière d'un petit tire-bouchon. Lorsque l'animal se meut dans les selles, on l'y voit reculer avec autant de facilité qu'il avance ; il décrit en serpentant des tours de spire, et pénètre à travers les selles liquides, comme une vis à travers un écrou. Il est donc évident qu'en vertu du même mécanisme, ce vers peut pénétrer à travers les membranes dans lesquelles il plante sa queue, tout simplement en continuant de l'enfoncer ; dans ce cas tout le corps doit suivre le mouvement de la queue. Ce passage ne laissera pas la moindre trace de perforation accessibles à nos moyens d'observation, pas plus que n'en laisserait une aiguille des plus fines. On doit donc s'attendre que, malgré sa prédilection pour le canal intestinal de l'homme, l'ascaride vermiculaire pourra se rencontrer par des exceptions plus ou moins fréquentes et selon les circonstances de la digestion, dans les organes où l'anatomiste n'a pas eu jusqu'à ce jour, la pensée de le soupçonner.

« L'ascaride vermiculaire n'est point vivipare comme certains autres helminthes et les *strongles* en particulier; il ne pond que des œufs qui conservent leur vertu germinative au-dehors du corps humain, sur le sol, dans nos ustensiles, et dans notre linge, et qui montent en poussière dans les airs avec la légèreté des grains d'amidon. Ces œufs sont donc dans le cas de revenir dans notre corps par la voie de la respiration et par le véhicule de toute autre poussière.

« La seule méthode rationnelle d'étudier les habitudes d'un animal vivant, c'est de l'observer là où il trouve sa vie, et si cet animal est le parasite d'un autre auimal vivant, le simple bon sens indique qu'on l'étudie en son lieu et place pendant la vie de la victime. Attendre la mort de celle-ci pour constater les mœurs du parasite, ce serait s'exposer à confondre les sympathies d'un être avec ses antipathies, et à prendre les choses qu'il redoute et évite pour celles qu'il recherche. Au lieu de poursuivre ce genre d'études dans les tissus de l'homme mort de mort violente, dans les cadavres que nos usages permettent de livrer au scalpel, immédiatement après la mort, on s'est contenté, au contraire, de rechercher ces helminthes chez l'homme, vingt-quatre heures après la mort, alors que depuis un jour l'ascaride a cessé de trouver dans nos entrailles, les conditions indispensables à son existence et à sa nutrition. Aussi je ne sache pas de point d'histoire naturelle qui soit resté plus longtemps aux premières indications de l'enfance de l'art d'observer, que l'histoire des vers intestinaux de l'homme. »

« De tout ce que je viens de dire il résulte clairement que l'ascaride vermiculaire peut traverser ses membranes vivantes sans y laisser la moindre trace de perforation. Ce fait une fois admis, il n'y a plus, dans tout notre corps de tissus, plus d'organes où l'ascaride ne soit en état de s'introduire en parasite pour y déterminer l'apparition des désordres et le développement des tissus de superfétation que nous lui avons vu déterminer sur les surfaces du canal intestinal. Et qu'on ne dise pas que, dans le sein de ces divers tissus, le ver ne trouvera plus l'air qui alimentait sa respiration, dans l'organe qu'il affectionne; l'air atmosphérique pénètre et imprègne tous nos organes ; l'ascaride respirerait dans l'épaisseur des parois du cœur ou dans celles du foie tout aussi bien que dans notre estomac et nos poumons mêmes.

« Un fait d'observation qui doit frapper d'étonnement le plus entêté, c'est notre appel à n'importe quelle famille qui ait des enfants en bas-âge, si l'un d'entre eux donne des signes de la présence des ascarides, et que l'on ne prenne pas les précautions nécessaires pour s'en débarrasser, l'observateur, ne manquera pas, en quelques jours de reconnaître que tous les membres de la famille sont en proie à la contagion. Les œufs d'ascarides se seront introduits dans leurs organes par respiration et par ingestion, ils leur auront été servis par les mains de leurs domestiques. Dans tout ce que j'expose, il n'y a de ridicule que notre naïveté à ne pas nous en douter, aussi malins, à cet égard, que cet oiseau qui se plante le bec en terre, pensant n'être pas vu quand il n'aperçoit plus personne. N'avons-nous pas contracté l'habitude de nous croire à l'abri de tout ce qu'il ne nous est pas donné de voir ?

« L'ascaride lombricoïde ne diffère de l'ascaride vermiculaire que par l'absence de la pointe caudale et par le plus grand développement de tous ses organes. L'organe buccal du lombricoïde est mieux connu que celui de l'ascaride vermiculaire; on y remarque trois gonflements, qui le divisent en trois parties égales et saillantes, triple ventouse qui sert à l'helminthe de moyen d'application quand il s'attache à nos tissus; l'orifice buccal est au point de réunion de ces trois ventouses, et c'est dans cet enfoncement que doivent se cacher les trois lames perforantes.

« Cet helminthe à l'âge adulte a de tout temps fixé l'attention des médecins; son histoire ne descend pas au-delà de cet âge; cependant ce ver qui peut parvenir jusqu'à deux pieds de long n'est certainement pas né avec un volume aussi visible ? Or, où l'a-t-on jamais trouvé dans son œuf ou dans son extrême jeunesse ? Cette lacune a été remplie par les recherches de Raspail, il a trouvé le mot de l'énigme dans l'observation de Richard Owen, et il a pu compléter l'étude sur la naissance du lombricoïde.

« Le cadavre d'un Italien mort à l'âge de cinquante ans, à l'hôpital de Saint-Barthélemy, à Londres, fut apporté dans l'amphithéâtre de Richard Owen. Paget, un de ses élèves, s'aperçut que les muscles étaient couverts de petites taches blanchâtres, qui s'étaient déjà représentées de la même manière dans les précédentes saisons anatomiques, et que les prosecteurs n'avaient regardées jusqu'alors que comme de légers dépôts de substance crétacée. Mais l'impulsion imprimée aux études de fine anatomie, amena Richard Owen à examiner au microscope ces petites granulations, et il reconnut que chacune d'elles était une espèce de sac ovale, dans lequel était caché un petit ver. Il n'en fallut pas davantage pour qu'Owen vit dans ce sac un kyste, et dans ce ver le type d'un genre nouveau qu'il désigna sous le nom de *trichnia spiralis*, parce que ce ver se trouvait en spirale dans cette poche kysteuse; chaque poche ne renfermait qu'un seul ver et avait en général un millimètre de long sur un trentième de large Le *trichnia spiralis* de Richard Owen et de Leblond n'était autre que le jeune *ascaris lombricoïdes*, encore enfermé dans les enveloppes de son œuf. Le lombric confie donc ses œufs à l'incubation des muscles; ses œufs arrivent dans ces foyers de nutrition, par le véhicule du torrent de la circulation même, où ils auraient passé, par suite d'une inoculation opérée à travers les parois du canal intestinal par le lombric maternel. »

Ainsi que les lombrics soient dans le cas d'émigrer dans toutes les parties du corps humain, les quelques extraits en donneront une preuve suffisante :

« Hippocrate avait parfaitement bien vu que les femmes, surtout les jeunes filles, et plus rarement les hommes sont exposés aux vomissements dont la cause est l'escaride lombricoïde qu'ils vomissent quelquefois.

« Laurent Hister, le célèbre anatomiste, dit qu'une femme

célibataire, âgée de trente ans, est prise subitement, au mois de décembre 1715, de grandes douleurs de ventre avec cardialgie et convulsions, et puis un bruit étonnant dans l'estomac. Un chirurgien la saigne, les symptômes redoublent et se compliquent de tétanos et de trismus. La malade meurt au bout de trois jours. A l'autopsie, on trouve un grand paquet de lombrics dans le duodenum et à l'orifice cardiaque de l'estomac. La plupart de ces vers avaient de quinze à seize pouces de long. L'estomac, à la place où adhéraient les lombrics, était saignant et marqué d'érosions et comme de morsures.

« Carron, médecin à Annecy, a consigné une observation au sujet d'un soldat qui mourut dans des coliques, qu'aucun remède ne put calmer. On trouva sur l'iléum des taches gangréneuses et des perforations à travers lesquelles les lombrics s'étaient introduits dans la cavité de l'abdomen.

« Roux a vu un ver lombric sortir par une fistule ombilicale, qui depuis donna issue aux matières stercorales, chez un jeune homme de vingt-deux ans.

« Magon, médecin à Carentan, rapporte quatre cas mortels de convulsions que l'autopsie démontra avoir été produits par des lombrics qui avaient perforé la membrane intestinale.

« Dans le premier cas, on trouva vingt-neuf lombrics morts et disséminés dans la masse intestinale, onze plus ou moins près de sortir de l'estomac, trente-cinq dans ce viscère et dix dans l'intestin grêle Dans le troisième cas, soixante lombrics morts dans l'estomac, dont quinze près d'en sortir par des perforations, au nombre de cent, et ainsi de deux autres. (*Journal général de médecine de Sedillot*). Voyez un cas semblable dans l'observation que Boucher, médecin de Lille, a communiquée dans le *Recueil per. d'obs. de méd. chir. phar.*, du docteur Vandermonke.

« M. Suzanne de Bréauté, en sa qualité de maire de La Chapelle, près de Dieppe, a été témoin d'un cas de perforation intestinale, qui, sans les révélations de l'autopsie, aurait certainement donné lieu à une accusation d'empoisonnement. Le 8 mars 1826, une veuve de La Chapelle se remarie; elle avait de son premier mariage une petite fille âgée de trois ans, belle enfant et d'une forte santé. Cette petite assiste à la noce, passe une excellente nuit et s'éveille à six heures du matin pour demander à boire. Le nouveau marié, son beau-père de la veille lui donne un verre de cidre (car dans ce pays, où l'on n'a que l'eau des mares, on ne boit jamais d'eau); aussitôt l'enfant se plaint, en poussant des cris, que le cidre lui brûle l'estomac, bientôt elle est prise de convulsions, et meurt au bout de deux heures, en dépit des secours qui lui sont prodigués. Une mort aussi prompte et aussi inattendue était bien propre à éveiller les soupçons quand on pensait qu'elle était le résultat de l'ingestion d'un verre de cidre administré par le nouveau beau-père. Aussi M. de Bréauté se hâta-t-il de faire appeler le docteur Broutel, médecin de la ville d'Arques, à l'effet de procéder à l'autopsie, en présence du beau-père qui réclamait lui-même l'investigation immédiate de la justice. L'autopsie a lieu et le médecin découvre dans l'estomac un gros paquet d'ascarides lombricoïdes, qui, sans doute, avaient étouffé l'enfant en lui montant à la gorge, mais, en outre, l'estomac en avait été perforé. Sans cette circonstance, qui donnait si bien le mot de l'énigme, ce pauvre père aurait eu bien de la peine à établir son innocence. Dans le cas où on aurait retardé l'autopsie de vingt-quatre heures, le médecin, ne trouvant plus les lombrics dans l'estomac, comme cela arrive ordinairement, mais voyant cet organe perforé et présentant des tâches rosées, aurait certainement confirmé le doute qui planait sur le beau-père, il aurait cru à un empoisonnement.

« Le docteur Mercier, de Rochefort rapporte le cas d'un étranglement intestinal avec gangrène à l'extérieur et dans la région de l'aine. On retira de la plaie inguinale un peloton de cinq vers ; le lendemain, deux semblables ; le surlendemain un autre plus long que les deux premiers ; le jour suivant quatre nouveaux, et huit jours après guérison.

« François de l'Etang rapporte avoir trouvé dans le cadavre d'un magistrat de la Flèche, un rein formé de quatre reins réunis en forme de fer à cheval. Un boucher lui en avait apporté un pareil trouvé dans une vache. A ce sujet, il rappelle d'avoir désigné à l'Ecole de médecine de Paris, un chien dont un des reins renfermait deux vers longs, l'un d'un pied et l'autre d'un demi-pied ; ils avaient détruit la substance intérieure du rein. (Actes de Copenhague.)

« Moublet, chirurgien-major de l'hôpital de Tarascon, a consigné, en 1758, dans le *Recueil périodique d'Observat.*, une observation dont les diverses circonstances résument presque toute la question. Un enfant est opéré le 19 avril 1748, par le haut appareil ; on lui retire une pierre grosse comme un œuf de poule. Le 8 février 1752, il est pris de fièvre, de hoquet ; il n'avait pas uriné depuis vingt-quatre heures. Il accusait une douleur très-vive à la région lombaire du côté droit, une inflexibilité dans les reins et un engourdissement dans la cuisse,

Les saignées, les fomentations émollientes sur le ventre, la sonde, ne font rendre qu'une urine ardente, trouble, avec sédiment épais.

« Le troisième et quatrième jour, tous ces symptômes empirent, rien ne soulage. On abandonne le malade pendant dix jours, mais on avait remarqué à la région lombaire une rougeur qui amena bientôt une élévation de la peau, et fut suivie d'une tumeur résistante que l'on ouvrit le dixième jour, le pus en jaillit à la profondeur de trois travers de doigt. Saignée, application de charpie trempée dans un digestif animé. Mais la plaie ne se cicatrisa pas et l'abcès dégénéra en ulcère sanieux; l'ulcère se ferma au bout de quelques mois, mais alors le mal prit des caractères tout aussi alarmants que la première fois. Nouvelle incision, nouveau jeu de pus, et les douleurs cessent. Mais quelque temps après l'ulcère s'étant refermé, les douleurs recommencent, et les alternatives de revers et de soulagement continuèrent quelques temps encore. Il se forme enfin une fistule à bords calleux, d'où découlait un liquide d'une odeur insupportable. Le 14 mars 1755, la mère (car ce sont toujours les gardes-malades qui font de pareilles révélations au médecin), la mère vient dire au médecin que dans la nuit elle avait vu dans la fistule un ver vivant qu'elle avait tiré avec les doigts, il avait cinq pouces de long et la grosseur d'une plume à écrire. Dans l'après-midi, le chirurgien tire un second ver en vie avec ses pinces, celui-ci n'avait que quatre pouces de long. On injecte dans la fistule une dissolution de plantes amères et de calomélas, ce qui est suivi de la suppression des urines, de convulsions effrayantes qui prennent le malade dans le bain, et le malade rend un troisième ver par le canal de l'urètre, puis un autre dans la nuit; dès lors le malade entra en convalescence, pour arriver à un état de santé qui se soutenait cinq ans après, époque de la rédaction de cette observation. « Si le « médecin avait pu soupçonner, dès le début, ce que lui ré- « véla ensuite la dernière crise et qu'il eût basé sa médica- « tion sur ce diagnostic, il aurait épargné à son jeune malade « ces longues et effrayantes souffrances. (Raspail, tome II). »

Je me suis étendu à dessein sur l'étude des ascarides vermiculaire et lombricoïde; en me résumant plus tard je reviendrai sur les déductions pratiques qu'elle présente à notre esprit.

Rien n'intéresse autant un néophyte que la recherche de la vérité, c'est avec cette indépendance d'esprit que je me suis imposé l'étude de la médecine.

Il est inutile de parler des autres espèces de vers, tels que: strongles, trichocéphale, filaire, dragonneau furie infernale, des vers cucurbitains, du ver solitaire, etc., quoique leur étude présente le même intérêt et prouve le même défaut d'observation chez les médecins. Pour plus amples développements, je renvoie le lecteur à l'*Histoire naturelle de la Santé,* par Raspail.

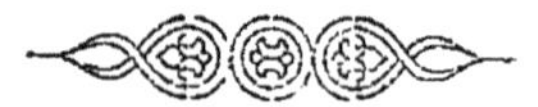

§ II.

Mon séjour à l'École de Medecine de Lille.

J'entrai donc à l'Ecole de Lille afin de faire les études nécessaires pour être reçu médecin et savoir pourquoi on refuserait d'admettre des moyens qui me donnaient de si grands résultats. J'étais bien décidé à prendre partout ce que j'aurais trouvé de bon, car, lorsqu'on suit la route que je me suis tracée, on n'a qu'un seul but, celui d'être utile à l'humanité. Je suis entré à l'Ecole, non pas comme on me le conseillait, faisant bon marché de mes convictions et paraissant vouloir suivre la bannière de l'Ecole; non, j'ai commencé par faire connaître les motifs qui m'engageaient à aller m'asseoir sur les bancs; voulant approfondir tous les systèmes médicaux, j'ai voulu connaître la valeur des objections que l'on produisait contre la nouvelle méthode. Je suivis tous les cours de l'Ecole et plusieurs de la ville, mais jamais il n'était question de la médecine Raspail, quoique cependant son nom figurât dans les ouvrages de science. Je me suis donc mis à l'étude sérieusement, car je devais racheter ma franchise par mon travail, et j'étais bien persuadé que l'on exigerait de moi autant de connaissances sur la médecine que je combattais, que si je devais l'appliquer. J'assistais assidûment aux cliniques et, je puis le dire hautement, jamais je n'ai vu employer un remède avec succès que la nouvelle méthode proscrit de sa thérapeutique.

Je me suis mis à étudier les auteurs que l'Ecole paraissait adopter, et je trouvais, hélas! que c'était bien là la médecine antique, telle que je me l'étais figurée, pleine de préjugés et ne pouvant rendre raison de rien, pas même de la fièvre, contre laquelle elle emploie journellement tant de remèdes; donnant à peine les caractères propres à la faire distinguer de tant d'autres maladies, ses congénères! De manière que deux médecins, passant l'un après l'autre, l'un combattant la fièvre à outrance, l'autre ne la trouvant pas, dirigeait ses attaques contre un nouveau genre de maladie. On disait un jour à Corvisart que la saignée enlevait la fièvre, et il répondit que malgré la saignée *la fièvre continue, continue!* A la fin de mon séjour à Lille, je pouvais signaler, dans ce qu'on est convenu d'appeler fièvre typhoïde, le quart au moins des cas où les engorgements des glandes de Payer de Brunner étaient complètement nuls. Une grande quantité de traitements ont été dirigés sans dire les raisons pour lesquelles on préférait plutôt l'un que l'autre. Personne n'a songé aux causes réelles de cette maladie que l'on avait dit avec raison être l'*opprobre de l'art!*

Dès mon entrée à l'Ecole de médecine, je pus reconnaître sans beaucoup d'efforts que tous les reproches de la nouvelle méthode étaient fondés et justifiés par les livres classiques. Il est donc vrai que la Faculté reconnaît le mal sans se faire aucune idée d'où il vient; elle se sert pour le combattre de moyens qui doivent l'augmenter, et si elle parvient à guérir en l'atteignant, elle est incapable de nous dire comment la guérison a eu lieu, ainsi que de nous répondre des suites que les médicaments introduits dans notre économie peuvent exercer sur elle. Je ne crois pas qu'il soit possible de trouver, dans le cadre de nos maladies, des affections plus graves que celles produites par des substances dont elle se sert avec une profusion si funeste pour l'humanité.

La faculté avoue que des maladies graves étaient causées par ses médicaments favoris, lorsqu'elle a vu les effets se produire immédiatement après leur administration ou quand la profession des malades ne permettait pas de mettre en doute que les effets observés étaient l'œuvre de ces substances toxiques. Mais lorsque six mois, deux ans, quinze et même vingt ans après, ces mêmes cas se présentent à son observation elle oublie complètement l'application de ce grand principe philosophique que la similitude des effets, indique, démontre la similitude des causes; elle préfère chez les individus suspects invoquer l'existence du *virus syphilitique*, tandis que l'existence du même fait, chez les personnes que nul soupçon ne peut atteindre, est décorée du nom de *vice scrofuleux*. Elle ne veut pas admettre que les effets d'un poison puissent se manifester longtemps après son administration; elle classe cependant le *virus syphilitique* dans la classe des poisons, lui seul a le triste privilége de montrer ses effets au bout de longues années par l'infection générale de toute l'économie.

Prétendre guérir les maladies syphilitiques par l'emploi du mercure, c'est vouloir se jouer impunément de la crédulité publique. Pourquoi lorsque l'économie est pour ainsi dire saturé de mercure, et présente beaucoup de graves désordres, pourquoi, dis-je, la Faculté donne-t-elle le nom *d'accidents secondaires*, *tertiaires*, à cet empoisonnement mercuriel? Je le répète et ne saurais trop le répéter, la guérison des maladies syphilitiques par le mercure est un leurre, son introduction dans notre économie est un empoisonnement lent qui n'attend qu'une occasion favorable pour se faire jour à travers nos tissus.

Examinons ce que disent les auteurs sur les vers intestinaux, — Nous reviendrons plus tard sur l emploi de plusieurs substances toxiques.

M. Grisolle donne à peu près la même anatomie que nous avons reproduite d'après M. Raspail; quant aux symptômes que leur présence dans notre corps peut produire, vu leur importance, nous allons les transcrire. Que recherchons-nous? — la vérité, — que désirons-nous? nous désirons que la lumière se fasse pour tout le monde. Suivez-nous sans prévention, sans esprit de corps et vous rendrez justice à la loyauté de nos intentions.

Les symptômes que produisent les vers, sont les suivants: « coliques sourdes, ballonnement du ventre, diarrhée muqueuse, appétit nul ou irrégulier, dilatation des pupilles, grincement des dents, amaigrissement, pouls lent ou irrégulier, quelquefois délire, convulsions, paralysie des sens.

« On a trouvé la muqueuse froissée, meurtrie et détruite dans les points où des vers s'étaient accumulés. Ces cas et quelques autres portent à croire que les lombrics peuvent enflammer, léser la muqueuse; plusieurs auteurs pensent qu'ils peuvent perforer l'intestin. » Ces lésions sont précisément celles des fièvres graves des auteurs.

« On observe quelquefois des enfants qui sont pâles, étiolés, qui maigrissent et chez qui les accidents graves se déclarent; ce sont: la perte de connaissance, le corps qui se raidit et s'agite dans des mouvements convulsifs, et après quelques heures, quand les malades ont rendu des vers par les vomissements, tous ces accidents disparaissent. »

Ce qu'il y a de plus curieux, ce sont les précautions pour traiter les vers, on y voit le combat que livre le médecin entre sa dignité et son intérêt, l'intérêt l'emporte sur sa propre considération, heureusement pour le malade.

« L'indication des vermifuges se présente rarement; les médecins doivent combattre les préjugés de certains de leurs confrères et des gens du monde, mais le soin de *leur réputation* et l'intérêt du malade même exige souvent qu'ils fassent quelques concessions à ces croyances populaires; ainsi, quand les parents s'obstinent à ne voir dans les souffrances de leur enfant que des troubles produits par des vers, il n'y a *nul inconvénient* à donner un léger vermifuge, et après avoir satisfait à cette indication, *toute de complaisance*, le médecin sera plus libre pour imprimer à sa thérapeutique, sa *véritable direction.* »

Je dois ici faire connaître quelques observations cliniques pour le sujet que je traite et qui me sont personnelles.

Une personne a succombé dans le service de l'Ecole à une fièvre typhoïde, et l'on a trouvé l'intestin perforé et cinq ou six lombrics dans le péritoine.

Une autre personne âgée de soixante-trois ans, a succombé au bout de dix jours de maladie, de la même affection, et l'on trouva également une perforation de l'intestin grêle, sans que, dans ce cas où dans le précédent, elle eût été annoncée ni prévue d'avance.

Dans les autopsies, on trouvait quelquefois des vers, c'était toujours par hasard, l'on ne pensait pas à eux, à quoi bon, l'attention de l'anatomiste était spécialement tendue sur les plaques de Payer, que l'on prétend toujours exister dans la fièvre typhoïde; eh bien, à ma connaissance elles ont manqué cinq fois sur vingt autopsies qui me sont connues.

Une personne eût un abcès à l'aine gauche qui la faisait souffrir horriblement; on l'ouvrit par le caustique de Vienne. Beaucoup de pus en est sorti et ensuite un lombric de douze pouces de long. Je pense que l'on a trouvé le moyen d'innocenter le lombric et que ce fait comme tant d'autres n'a pas ouvert les yeux aux élèves; il en coûte tant de reconnaître les choses qui tombent sous nos sens et qui peuvent être comprises de tout le monde, autrement où serait le prestige du savoir ?

Une femme admise à l'hôpital de Lille, présentait tous les symptômes du cancer à l'estomac, cette grave maladie fut annoncée aux élèves d'une manière si positive et si tranchante, que nul doute ne pouvait planer sur les assertions du savant professeur. Curieux de connaître et d'approfondir cette affection, je me suis mis à l'étudier. D'après mes observations, j'ai vu que les vers devaient y jouer le plus grand rôle. J'ai conseillé donc à cette femme d'avoir recours aux vermifuges souvent répétés. La femme sortit de l'hôpital, suivit mes prescriptions et fut complètement délivrée et des douleurs et de la *tumeur*, qui rendait le diagnostic du professeur si certain. Au bout de quelque temps, cette femme retourna à l'hôpital pour une autre maladie. — On la reconnut, et l'on fut bien surpris et désappointé en ne trouvant plus le cancer, si caractéristique, il y a quelques mois. Quelle leçon pour ceux qui s'acharnent à ridiculiser la nouvelle méthode. Dans cette circonstance, lequel des deux était le plus mystifié ?

Quant aux insectes, il en a été question aux cours d'histoire naturelle ; mais on a glissé légèrement sur cette intéressante partie, en reconnaissant toutefois qu'il y a des espèces bien nombreuses qui peuvent faire beaucoup de mal aux animaux et à l'homme, et que leur étude est indispensable au médecin. Que ce dernier étudie scrupuleusement et qu'il fasse l'application de ses recherches, sans l'approbation de la Faculté et vous verrez comment il sera reçu; cependant il n'aurait suivi que les conseils de ses professeurs. Sans doute, mais ce que vous ignorez, mon cher lecteur, c'est que certaines verités, pour qu'elles soient vraies, doivent passer par les mains des hommes spéciaux, seuls capables de juger cette grave question; il y a des professeurs partout

En même temps que je suivais les cours de l'Ecole je ne perdais pas de vue la nouvelle méthode, au contraire, je l'analysais au pied du lit des malades; partout l'épreuve a été en sa faveur. Quatre personnes qui avaient la maladie de Brigth (albumine dans les urines) se trouvaient parfaitement bien de nos moyens de traitement (et continuent à se bien porter depuis trois et quatre ans).

Une jeune personne était atteinte de la petite vérole, on appela un docteur qui la constata ; lors de l'éruption, les parents employèrent notre médication, et bientôt elle fut guérie et ne porte aucune marque.

Une autre eut une pleurésie très forte, au bout de quatre

jours de traitement, son état s'était tellement amélioré, qu'elle n'offrait aucune crainte à la famille.

Ce fut à peu près dans ce moment que mon regrettable ami feu A. Deveugle, qui avait fait une étude si complète de la nouvelle méthode, eut sa belle-mère atteinte d'une pneumonie bien grave, à l'âge de 70 ans; dans la même semaine, tous les symptômes inquiétants avaient disparus, et cela sans avoir ôté une goutte de sang, et sans employer aucun poison, pardon, je veux dire sans employer des moyens énergiques. Quel avantage immense que l'application d'une semblable méthode pour les vieillards et les enfants en bas-âge; chez les premiers, où la vie s'en va, la moindre soustraction de ce précieux agent les aurait achevés; chez les seconds, où la vie commence à se développer, la perte de sang aurait tari la source de l'existence.

L'inflammation de la plèvre et du poumon est, à coup sûr, l'une des plus graves, aussi : quand on a les moyens de la conjurer, ils doivent être employés de préférence à tous les autres. C'est dans cette affection qu'on répand le plus de sang, c'est pour l'enrayer que la méthode *jugulante* a été préconisée avec chaleur par tous les *saigneurs*; pour aider l'absorption, la résorption du mal, on stimule l'économie par l'application de vésicatoires monstres sur la poitrine et entre les deux épaules, on ajoute des cautères au bras pour débarrasser la poitrine de l'humeur, on donne en même temps des potions émétisées à des doses fabuleuses Je dois cependant reconnaître que depuis que la nouvelle méthode s'est permis le droit de cité, les vésicatoires ont perdu de leur ampleur, et le tartre stibié de son innocuité.

Messieurs les médecins, au lieu de faire leur profit des belles guérisons que l'on obtenait avec une medication simple et de facile application, furent effrayés de ses résultats, et je fus indirectement menacé d'un procès pour exercice illégal de la médecine, si je continuais ainsi à nuire aux intérêts du corps. Le délit dont on m'accusait, était un étrange délit! Il ne se trouve pas inscrit au Code pénal, et pourtant j'étais passible d'une condamnation. — Mes parents s'en émurent et firent tous leurs efforts pour que j'abandonnasse cette voie périlleuse, mais j'aurais manqué à ma conscience, si j'avais cédé à ses scrupules. — Pour les tranquilliser, je leur ai montré que dans un cas semblable, le tribunal correctionnel de la Seine a prononcé un acquittement, et je continuais à étudier le plus possible, et à poursuivre ce que j'avais commencé sons de si heureux auspices.

Mes cures inattendues ont fait du bruit; il me venait des malades de différentes localités me prier de leur indiquer le traitement nécessaire pour leur maladie. Mes amis m'ont quelquefois parlé de la loi sur l'exercice illégal de la médecine, mais je ne me croyais pas en opposition avec elle, attendu que je ne faisais qu'indiquer une méthode de traitement, mise à la portée de tout le monde, et dont beaucoup de personnes se servaient. Du reste, au lieu de demander des honoraires, je priais mes amis de vouloir mettre à ma disposition quelque argent pour fournir aux besoins de ceux qui n'auraient pas les ressources nécessaires pour se procurer des médicaments. En effet, mes amis ont répondu avec le plus grand empressement à cette idée généreuse, et ont mis à ma disposition cinquante centimes par semaine. Tout cela se passait en quelque sorte en famille. De plus, j'avais lu la discussion qui avait eu lieu sur le projet de loi présenté à la chambre des Pairs, en 1847, sur l'exercice illégal de la médecine; ce projet ayant échoué par l'admission de plusieurs amendements qui se contredisaient. M. Salvandy, alors ministre de l'instruction publique, n'osa pas braver un échec et l'avis du conseil d'Etat de l'an VIII, fut maintenu dans son intégrité. La cause de l'humanité avait donc ses coudées franches, chacun de nous pouvait secourir son frère malade, car la charité était écrite dans tous les cœurs, et lorsqu'on connaissait les moyens efficaces pour conserver ou reconquérir la santé, il était permis à tout le monde de les indiquer. Eh bien, malgré mon bon droit et ma complète sécurité, à ma quatrième année d'études, j'étais assis sur le banc des accusés pour exercice illégal de la médecine, où l'on produisit trois témoins contre moi. Il s'en est trouvé un qui est venu déclarer à la barre du tribunal que je l'avais guéri d'une affection du genou, pour laquelle on voulait employer le moyen suprême, c'est-à-dire l'amputation. Les frictions mercurielles qui l'avaient mis dans un état désespérant; l'amputation, qui devait être le complément du traitement, ont dû céder la place à une bonne et solide guérison. Il serait peu généreux de ma part de fouiller dans les consciences de mes accusateurs. Le motif qui les a poussés à cette avillissante action, est trop évident pour qu'on puisse se méprendre sur leurs intentions. Seulement, je dirai que celui qui s'était mis en avant dans cette affaire, s'est plaint au nom des médecins de Roubaix, de ce qu'à mon tour je me permettais de critiquer leur manière de traiter. La prétention de ces Messieurs est par trop naïve. Je dois supporter le mensonge, l'outrecuidance, sans me plaindre. Si j'ai le malheur de dévoiler leur impuissance en fait de traitement, c'est moi qui suis coupable d'avoir dit la vérité. Soit, mais comme cette culpabilité m'honore, je vous déclare que vous me trouverez souvent en défaut. Que voulez-vous, nous ne suivons pas les mêmes principes, et cependant nous devons avoir le même but. Si tout chemin conduit à Rome, toute médication n'amène pas la guérison, mais elle conduit souvent à la porte du tombeau.

Enfin, dix mois après mon procès, arriva le jour des examens, j'eus la joie d'être reçu, au grand déplaisir de ceux qui ne m'avaient fait ce procès que pour m'empêcher de finir mes études. A peine reçu médecin, il s'est de suite présenté un grand nombre de malades de diverses localités; je fus obligé d'avoir un cabinet de consultations à Lille, à la demande de mes amis, et cependant aucune visite, aucune annonce n'était employée pour me faire connaître; je ne voulais devoir mon succès qu'à la méthode dont je suis l'un des plus zélés propagateurs. Elle m'a fait goûter le véritable bonheur, celui de rendre un père à ses enfants, un époux à sa femme éplorée, et des enfants à la mère et au père consternés de douleur.

Elle me permet de soigner, avec confiance, tous ceux qui seront atteints par n'importe quelle épidémie, fièvre typhoïde, choléra, dont la nature est inconnue et le traitement aussi (Andral), typhus des armées, peste, etc., etc.

Oui, j'ai eu à traiter des malades ayant pour la plupart des maladies graves, invétérées, incurables pour la médecine scolastique; j'ai obtenu des résultats brillants, résultats que la théorie et l'observation me rendaient certain d'obtenir, je suis en droit de déclarer hautement que la nouvelle méthode a guéri plus d'un tiers des malades abandonnés par la Faculté. Du reste, je tiens un petit journal de tous ces résultats, inutile de les reproduire ici. En cas de contestation, je mettrai les noms propres des individus par moi traités.

En énumérant, dans mon premier paragraphe, les causes de nos maladies, je me suis abstenu d'entrer dans les développements de ces causes; cette question d'une si haute importance ne peut pas avoir sa solution dans ce travail, je renvoie le lecteur à *l'Histoire naturelle de la santé*. — Mon but était, en les indiquant sommairement, de faire connaître toute leur gravité, afin que les malades pussent choisir le régime hygiénique convenable et en même temps efficace, pour se préserver ou pour se guérir de l'atteinte du mal. Nos conseils puisés dans notre philantropie, sont loin d'être préjudiciables aux intérêts des médecins, eux qui ont tant de peur de les compromettre ! Nous ne demandons pas de diminuer le nombre des médecins, pas plus que celui des fabricants, mais nous voulons sauvegarder les intérêts du malade en l'éclairant. La persistance que je mets à parler des vers intestinaux, démontre l'importance du sujet ; — leur étude, à peine ébauchée par nos devanciers, a donné lieu à des méprises bien grossières. — Le savant et le vulgaire se sont donné la main pour propager l'erreur. Le premier en niant leur existence, et les dommages que leur présence faisait à l'organisme, le second en n'étudiant pas les mœurs et les habitudes de l'ennemi, auteur de nos maux ! Le vulgaire ne pouvant pas expliquer la validité de sa raison, était obligé de se taire ou d'agir en silence, vu que la science l'écrasait par ses observations journalières en lui faisant voir que la *sortie* des vers de notre corps ne diminuait nullement la gravité de la maladie, donc les vers n'étaient pour rien dans cette affection. Qu'avait-il à répondre à cet argument ? Rien, sinon de maintenir son assertion.

Les recherches de M. Raspail ont donné raison aux pressentiments du vulgaire. Ce dernier peut, le livre en main, prouver, à son tour, que le plus ignorant, dans cette circonstance, n'était pas celui qu'on pensait. Mais les savants d'aujourd'hui veulent suivre les erreurs de leurs prédécesseurs. C'est pourquoi j'insiste davantage sur cette cause, si commune, de nos maladies. Il ne s'agit pas de reconnaître que la présence des vers produit tous les symptômes qui caractérisent la fièvre typhoïde, l'inflammation, les ulcérations, les perforations, et enfin les états nerveux ; il faut encore que le traitement subisse un changement complet. L'inflammation produite par les vers, doit disparaître avec la disparition de la cause, par conséquent empêcher les ulcérations et les perforations. Mais non, c'est le contraire qui a lieu. L'inflammation cette tête de Méduse de nos maladies, si souvent employée par l'école, dans les ouvrages de médecine, en quoi consiste-t-elle ? Quel est son mode d'action ? D'où vient-elle ? Où se loge-t-elle ? — Quel est le médecin qui me répondra à ces questions ?

Ceci me rappelle la réponse d'un jeune médecin au baron Stork, à la question : Qu'est-ce que la fièvre ?

« La fièvre, dit-il, est ce que nous ne savons, ni vous, ni « moi, ni aucun médecin du monde. »

Cependant l'état inflammatoire est accessible à nos sens. Comment peut-il échapper aux investigations des savants ? Rien de si facile à comprendre, l'inflammation, dans le langage scientifique « *est l'irritation avec appel plus considé-« rable de sang que des autres fluides.* C'est un état pri-« mordial, facultatif, agissant au gré de ses désirs et en vertu « de sa propre puissance. Comment l'atteindre ? Est-ce clair ! » (Historique.)

Pour nous qui remontons des effets aux causes, à l'aide de l'observation, nous sommes forcés de donner raison à tout ce qui tombe sous nos sens ; — procédant ainsi, il nous a été difficile d'admettre un effet quelconque, sans cause préexistante ; l'inflammation pour nous n'était rien autre chose que le symptôme d'une cause quelconque, et, comme tous les symptômes, disparaissant lorsque la cause a été détruite. Une personne est prise de coliques violentes, les crises se succèdent avec force, le ventre se ballonne, la respiration est courte, saccadée, les chaleurs montent à la figure par bouffées, les tournoiements de tête deviennent insupportables, le malade se tord dans son lit, la fièvre est forte, le pouls précipité, l'anxiété est vive. Je vous demande, que fera le médecin auprès d'un semblable malade ? La première pensée qui se présente à son esprit, c'est l'inflammation des intestins, — c'est contre elle qu'il dirigera toutes ses batteries, et comme pour l'amoindrir il faut répandre du sang, c'est à la saignée générale ou par les sangsues qu'il débutera ; — la déplétion sanguine n'amenant aucun résultat, on aura recours aux fomentations émollientes, aux boissons adoucissantes, et ensuite aux potions calmantes. En attendant que le soulagement arrive, le malade continue à jeter des cris atroces. Pourquoi cela ? Parce que l'indication a été fausse et que le médecin au lieu d'éliminer le mal l'a aggravé par les moyens dits antiphlogistiques qui sont les plus incendiaires et les plus nuisibles.

Cet état si grave et si alarmant, aurait cédé à une simple application de compresses imbibées d'alcool saturé de camphre ou d'eau de Cologne sur le siége du mal, accompagnées d'un petit verre de liqueur hygiénique. S'il en est ainsi, et cela est, d'où vient que les médecins ne veulent pas se rendre à l'évidence ? — Je n'en sais rien, — je me contente de constater des faits, c'est au malade d'en faire son profit.

Le froid qui amènerait une pneumonie, une pleurésie ou une bronchite ne peut-il pas agir à des degrés très différents, déterminer des symptômes plus ou moins graves qui peuvent même devenir mortels. L'inflammation des poumons, produite par un corps étranger qui se serait fixé sur cet organe sans que rien dénotât son existence, — comment la reconnaître des autres inflammations ? Dans les recherches des causes, qui tombent cependant sous nos sens, avec quelle intelligence et quelle perspicacité il faut suivre les données de l'observation ! Ce travail est beaucoup plus difficile que celui de coordonner les symptômes d'une maladie. Dans les états que l'on appelle nerveux, quels sont les moyens rationnels que met en usage la thérapeutique ? Le hasard seul est son guide, on emploie des moyens qui augmentent la souffrance ou qui lèguent des infirmités pour toute la vie. Lorsque ces essais réputés efficaces, n'arrêtent pas le progrès du mal, on laisse la maladie suivre son cours. Aussi, me suis-je demandé plusieurs fois à quoi sert le médecin si la maladie doit parcourir toutes ses phases ? Sans doute, me dira-t-on, le médecin peut toujours modérer les accidents de la maladie, très-bien ; mais alors, comment expliquer l'emploi des remèdes opposés pour le même genre d'affection ? Comme vous voyez, il n'y a là rien d'attrayant pour un esprit sérieux, rien qui puisse engager un jeune homme à se faire médecin, car la médecine est comme un bocal qui conserve toujours la même étiquette et dont le contenu change à chaque instant.

Dans une cité populeuse et industrielle comme la nôtre, les ouvriers sont souvent malades, sans savoir pourquoi, ce qui les met dans un état de misère épouvantable, et jette beaucoup de perturbation dans les affaires. Je me suis mis à rechercher les causes de leurs maladies, car la faculté n'émet aucune idée là-dessus. Eh bien! c'est en attaquant vigoureusement les vers intestinaux, que j'ai obtenu des résultats admirables. J'ai eu beaucoup de peine à réussir dans certains cas, mais enfin j'ai réussi. La cause que j'attaquais et que les symptômes me faisaient deviner ne s'est montrée qu'au bout d'un temps très long, et c'est en insistant sur les vermifuges de toute espèce que je suis parvenu à m'en rendre maître. Si j'avais attendu qu'elle se montrât avec l'alimentation douce, j'attendrais encore probablement, au détriment des malades. Un grand nombre de personnes mises à la diète, prenant des boissons émollientes, atteintes de gastrites, étaient guéries par le régime hygiénique et vermifuge de notre méthode, rendant une quantité d'ascarides vermiculaires et lombricoïdes, il a fallu six à douze mois pour chasser ces parasites. Leur maladie portrait le nom de *gastrite*. Quand on parle d'une *gastrite* autant vaut parler de la mort

Une personne, entre autres, avait des douleurs d'entrailles et d'estomac depuis six à huit ans et pour lesquelles les médecins avaient employé vésicatoires, cautères, saignées, diète, potions antispasmodiques, en un mot, tout ce que l'empirisme pouvait inventer. Au bout de quatre mois, le régime hygiénique et vermifuge la débarrassait de tout. Heureusement, cette cause n'est pas toujours aussi difficile à enlever. J'ai cité ces exemples pour démontrer que dans tout il faut de la persévérance; que penser de ceux qui déclarent qu'il n'y a pas de vers quand ils ont donné un seul vermifuge.

Il en est de même pour les fièvres muqueuses, bilieuses, putrides, typhoïdes ou vermineuses, le nom change tous les demi-siècles, mais la chose reste. C'est en appliquant les vermifuges que j'ai obtenu de nombreux succès, non-seulement sur des personnes que j'ai eu à traiter au début de leur maladie, mais encore sur d'autres où elle était ancienne et qui ont été abandonnées par les médecins. C'est par ce moyen qu'un ancien condisciple, très-bon élève de l'École, a guéri trois malades en vingt-quatre heures, déclarés atteints de fièvre typhoïde. J'ai guéri un élève de l'Ecole en bien peu de temps, atteint depuis trois jours de fièvre typhoïde; je regrette de ne pas lui avoir proposé d'attendre six jours afin que tous les symptômes constatant cette maladie fussent au complet. La proposition n'aurait pas été acceptée probablement, mais j'aurais eu la satisfaction de lui prouver combien est ridicule la prétention des médecins, qui soutiennent encore qu'une maladie doit durer tant de temps, — qu'une autre doit durer davantage et qu'elle doit éprouver de l'amélioration ou s'empirer dans un nombre de jours fixé d'avance! Cette prétention n'est plus de notre temps, surtout lorsqu'on méconnait la cause du mal;—aussi, que de contradictions dans le diagnostic et que de trompeuses promesses sur l'issue des maladies!

J'ai un grand nombre d'exemples pareils à citer où les malades ont été débarrassés de tous les symptômes graves au bout de vingt-quatre heures; ils reprenaient ensuite leurs travaux en continuant le régime hygiénique. Beaucoup de ces malades rendaient des lombrics. Quoique ces personnes aient été guéries bien vite; par le trouble qu'elles ressentaient dans leur organisation, elles avaient conscience de la gravité de leur maladie. Mais l'esprit de corps qui veille à ses intérêts a su plus d'une fois jeter le doute sur nos assertions. Une maladie qui ne dure que vingt-quatre heures ne peut pas être une fièvre typhoïde, c'était une indisposition légère, voilà tout. La fièvre typhoïde, qui demande quarante jours pour qu'un médecin soit fixé sur sa durée, dément une pareille hérésie de notre part; nous, nous pouvons nous tromper, parce que nous ne suivons pas la route battue; notre chemin est hérissé de bien des difficultés, c'est pourquoi on aime mieux nous calomnier que de nous suivre. Qu'un de nos malades succombe de la fièvre typhoïde ou n'importe de quelle affection, tout de suite les voix s'élèvent pour nous reprocher la mort! Comme si les malades traités par la nouvelle méthode devaient toujours vivre. Merci de la bonne opinion que vous avez d'elle; mais j'ai le regret de vous dire que notre prétention ne va pas jusque là, nous n'avons pas la puissance de faire revivre les morts. Tout en connaissant la cause du mal, en la chassant de notre corps ou en la détruisant, nous ne pouvons refaire les organes. « Toute maladie « vermineuse peut être incurable, soit parce qu'on la combat « trop tard, soit parce qu'à l'instant où on la combat les vers « ont produit tous leurs ravages, le malade peut donc suc« comber soit par désorganisatien, soit par perforation. » (Raspail.) — Nous ne demandons pas l'impossible, mais nous ne voudrions pas qu'on défigurât notre manière de faire avec l'intention bien visible de nuire au progrès de l'art. « La sottise « ou la mauvaise foi qui exerce quelque pouvoir et ont quel« que crédit deviennent nuisibles et dangereuses parce « qu'elles prennent un homme pour le contraire de ce qu'il « est, parce qu'elles intervertissent l'ordre de toutes les idées « raisonnables. Il faut que les caractères droits, libres et hon« nêtes, qui veulent leur échapper, connaissent leurs artifices « et leurs méchantes combinaisons, *comme le renard de « Saadi, le fabuliste indien.* » (Zimmermann.)

« Un homme, rencontrant un renard qui fuyait de son terrier, lui dit :

— « Pourquoi donc cours-tu si vite? As-tu commis quelque mauvaise action dont tu redoutes le châtiment?

— « Non, répondit ce renard; ma conscience est pure, mais je viens de voir des chasseurs qui cherchent à prendre un chameau.

— « Eh bien! que t'importe? tu n'es point un chameau.

— « Ah! ah! reprit le renard. Les bonnes têtes ont toujours des ennemis. Si quelqu'un me montrait aux chasseurs en disant : « Voilà un chameau qui court dans la campagne, » ils me prendraient et me lieraient sans se donner la peine de voir si je suis réellement l'animal qu'ils cherchaient.»

Le renard avait raison.

Je dirai donc aux ennemis systématiques de tout progrès : Observez d'abord par vous-mêmes, expérimentez, étudiez avant de vous prononcer. Mais, dira-t-on, la nouvelle méthode ne vaut rien, elle n'admet qu'une cause pour toutes les maladies, et elle n'a qu'un seul et unique traitement. C'est prouver votre ignorance complète ou votre mauvaise foi. Tenez, pour nous confondre, il n'y a qu'une chose à faire, c'est de nous laisser faire nos expériences devant vous, à la condition qu'on donnera des médicaments selon nos prescriptions. C'est ainsi qu'à Marseille la médecine scolastique avait agi à l'égard de la médecine homéopatique, et elle avait obtenu un avantage contre l'outrecuidance homéopatique; en effet, la mortalité des individus atteints du choléra a été plus grande. Pour mon compte particulier, j'applaudirais de bon cœur à un semblable genre d'essai. C'est au lit des malades que toutes ces questions doivent être jugées. Nous acceptons le combat, afin de prouver à tout le monde, médecin ou non, que nos assertions sont vraies, et nos espérances légitimes.

§ III.

Contradictions et désaccord qui règnent dans les livres médicaux; incertitude et insuccès dans l'application des médicaments, réforme demandée à cet égard par les sommités médicales; justice rendue aux désirs de la nouvelle méthode.

La matière médicale nous fournit une ample moisson pour les recherches auxquelles nous voulons nous livrer dans ce paragraphe. Le choix seul nous embarrasse. Commençons par les narcotiques si souvent employés en thérapeutique. Quel est leur mode d'action ? ils agissent sur le système nerveux et principalement sur le cerveau; ils diminuent et pervertissent son activité et peuvent même interrompre ses fonctions momentanément. Voici, d'après les auteurs, les symptômes qu'ils peuvent produire : Engourdissement, vertiges, état comme apoplectique, désirs furieux ou gais, douleurs légères d'abord, puis insupportables, faiblesse ou paralysie des membres, mouvements convulsifs, partiels ou généraux, sensibilité diminuée des organes des sens, nausées, vomissements, etc., etc., administrés à haute dose, ils doivent être regardés comme des poisons très énergiques. M. Bouchardat les divise en six classes : les opiacés, les solanées vireuses, les ombellifères vireuses, les helliborées, les cyaniques et les strychnée. « Les opiacés et les solanées « agissent sur le cerveau, les premiers produisent le sommeil, « les seconds le délire. Sous l'influence des premiers, la pu- « pille se contracte, et, sous l'influence des seconds, elle se « dilate. Les solanées épargnent d'autant plus les êtres ani- « més qu'ils s'éloignent de l'homme, qui de tous les êtres « est le plus sensible à l'action de ces redoutables agents.

« Les ombellifères vireuses et les strychnées agissent plus « particulièrement sur la moëlle épinière, ils amènent tous « deux l'apoplexie, mais par un mécanisme différent. Avec « les strychnées, les muscles inspirateurs et expirateurs sont « tendus, roides; avec les ombellifères vireuses, ils sont « mous, flaccides, stupéfiés ; mais, dans l'un et l'autre cas, « leurs fonctions sont supendues, et l'on meurt si l'action du « poison est persistante. »

Les helliborées diffèrent des groupes précédents, en ce qu'ils agissent sur l'ensemble du système nerveux, sans localisation qu'on puisse spécifier.

Les médicaments cyaniques agissent non-seulement sur le système nerveux, mais sur tout ce qui vit; la vie n'eut-elle pour support qu'une cellule organique!

Les narcotiques sont particulièrement employés pour calmer la douleur et procurer le sommeil; on les emploie tous les jours dans les traitements des névroses et des névralgies ; ils sont les consolateurs des maux incurables, et la dernière ressource à laquelle le médecin puisse avoir recours. Les médicaments narcotiques étant introduits dans l'économie, comment agissent-ils ? se demande M. Bouchardat, quelles transformations éprouvent-ils ? par quelle voie sont-ils éliminés ? A cet égard, on est dans une parfaite ignorance.

Ces considérations sur les narcotiques données d'une manière abrégée montrent le degré de confiance que le médecin a en eux et le danger auquel il expose les malades. Voilà cependant les médicaments avec lesquels il varie ses ordonnances pour un grand nombre de maladies ; et pour démontrer la témérité des médecins à employer des remèdes dont leurs auteurs favoris avouent ingénument ne pas connaître l'action sur l'économie, je dirai que j'ai vu plusieurs fois tuer un animal, un lapin, par exemple, en lui appliquant une goutte d'acide hydrocyanique sur l'œil, et à l'instant même ou en douze secondes selon certaines personnes, il était étendu raide mort. Voilà de ces faits foudroyants dont l'explication échappe aussi bien au chimiste, qu'au physiologiste et au médecin; pourquoi alors employer de pareils médicaments sur l'homme malade, dans quel but? Mais la dose est faible, me direz-vous! serait-elle mille fois plus faible encore, serait-elle infini-tésimale, ne doit-on pas craindre d'avoir la main trop lourde pour de pareils agents? L'acide hydrocyanique est accompagné de l'eau de laurier cerise, de cyanure de potassium, etc., qui agissent par le même principe.

On a essayé de traiter bien des maladies avec les médicaments narcotiques, et des narcotiques qu'on ne peut commencer à employer qu'à la dose de quelques milligrammes, principalement contre les maladies nerveuses, celles où on ne voit rien, dont on ne sait rien, et que les médecins appellent les maladies sans matière, puisqu'elles sont caractérisées par des troubles divers du système nerveux sans aucune lésion matérielle appréciable, qu'il n'y a pas de fièvre, et que la douleur est intermittente. « La science, dit-on, à une épo-
» que voisine de la nôtre se bornait à quelques notions fort
» incomplètes sur deux névralgies seulement, lorsque Chaus-
» sier, en 1801, guidé surtout par les connaissances anato-
» miques traça les principaux caractères des affections des
» nerfs de la tête. » C'est-à-dire, que Chaussier traça l'anatomie des nerfs et rien de plus.

Les substances qui appartiennent à la classe des narcotiques et qui sont les plus employés sont : l'opium, le laudanum, la morphine, la belladone, la jusquiame, le stramonium, la morelle, la douce amère, la ciguë, la cévadille, la veratrine, le colchique, l'acide hydrocyanique, le cyanure de potassium, la noix vomique, la fève de Saint-Ignace, la strychnine, la brucine, etc. La connaissance de tous ces noms est indispensable pour quiconque ne veut pas se gorger de poison.

Les médicaments altérants jouent un très grand rôle dans la matière médicale; leur influence est trop funeste pour que je les passe sous silence. L'iode, le mercure, l'or, l'arsenic, ont été successivement employés pour combattre le vice scrofuleux et tous les accidents qui en dépendent, pour résoudre les engorgements des ganglions lymphatiques, les épanchements séreux « La manière d'agir des altérants, dit M. Bou-
» chardat, est encore bien plus obscure que celle de beaucoup
» d'autres médicaments. Il est probable que l'or et le mer-
» cure en ébranlant tous les organes secrétoires, les rendent
» propre à éliminer de l'économie les principes morbides qui
» s'y trouvent. » Malgré le vague de l'action des médicaments, quelques-unes de ces substances et surtout le mercure,

a été employé contre toutes les maladies indistinctement. Cependant les préparations mercurielles peuvent amener des états bien graves selon les remarques des médecins eux-mêmes. « Dans la stomatite mercurielle, les gencives sont douloureuses, saignent et se ramollissent, bientôt elles s'ulcèrent, et se détachent des dents, les dents paraissent ou sont réellement allongées, la bouche exhale une odeur fétide, la muqueuse est généralement tuméfiée, elle offre un enduit blanchâtre comme pointillé; plus tard ce sont des plaques, et il vient alors une salivation abondante. Si la maladie continue, la langue présente des ulcérations souvent couvertes de pseudo-membranes et séparées par des *crêtes* d'un vif rouge, la langue peut acquérir un volume si considérable qu'elle ne peut plus être contenue dans la bouche, sa pointe ainsi exposée à l'air se dessèche et brunit, toute la face est tuméfiée, de la bouche entr'ouverte peut s'écouler une grande quantité de liquide pouvant s'élever à un, deux et même trois kilogrammes en vingt-quatre heures. Si la maladie continue, les gencives tombent en putrilage, les dents noircissent puis tombent, les joues se gangrènent et avec elles une portion considérable des os de la face. L'état général est en rapport avec ces graves désordres qui heureusement sont rares aujourd'hui (Pourquoi ?) et qui communes autrefois ont provoquée la mort de beaucoup de malades. » (Textuel).

L'hydrargyrie, autre maladie causée par l'administration du mercure, est une sorte d'eczema se développant à la suite de l'usage interne ou externe du mercure, elle est caractérisée par une sorte de vésicules sur des surfaces rouges d'une étendue plus ou moins considérable; il y a trois états : hydrargyrie bénigne, fébrile et maligne. Dans la première forme, il paraît n'exister qu'une légère efflorescence rosée ; mais en y regardant de près, on remarque de très-petites vésicules. Dans la deuxième forme, il y a des tâches isolées qui ressemblent beaucoup à celles de la rougeole, elles se raccornissent et forment des tâches de grandeur variable. Dans la forme maligne, la chaleur de la peau peut devenir considérable, la gorge et les amygdales sont très douloureuses. L'éruption a une couleur d'un rouge foncé et pourpre, le visage est très-tuméfié, les paupières se gonflent au point de clore les yeux, les vésicules fournissent une humeur qui exhale une odeur fétide, l'épiderme des mains peut s'enlever presqu'en entier comme une peau de gant, cette affection peut amener la mort.

Le tremblement nerveux atteint souvent les ouvriers qui travaillent le mercure, il survient presque toujours progressivement; les bras sont moins sûrs, moins forts, ils vacillent, ils frémissent, enfin ils tremblent, la même progression se remarque aux membres inférieurs, ils ont les chairs molles, la parole est trainante, embarrassée comme si les muscles de la langue participaient au désordre des muscles des membres qui sont agités par secousses, comme on le voit chez beaucoup de vieillards, beaucoup de ces malheureux sont obligés de prendre leur nourriture comme les quadrupèdes.

Cette maladie peut être confondue avec la chorée. Des faits les plus positifs démontrent que cette maladie peut se produire à la suite d'un traitement mercuriel, et surtout après les frictions.

La cachexie est l'état le plus grave, les jambes s'infiltrent, il y a des palpitatious, plus d'appétit, diarrhée, fièvre souvent; aussi on constate des troubles variés du côté des centres nerveux; on remarque de l'hébétude, quelques-uns ont un délire maniaque et des accès convulsifs. Le mercure n'exerce une action si profonde que parce qu'il est absorbé, on l'a retrouvé assez souvent à l'état libre dans nos tissus (Colsons, Velpeau, Gerardin).

Chacun sait que le plomb peut amener, chez les ouvriers qui travaillent ce métal, des coliques atroces, des douleurs névralgiques des membres et du tronc, des accidents cérébraux pouvant produire trois états: la forme que l'on nomme délirante, la forme convulsive ou épileptique, la forme comateuse, et à l'ouverture des cadavres on ne retrouve rien qui explique cet état grave chez un grand nombre de sujets au moins. Les accidents cérébraux peuvent se déclarer subitement et frapper l'ouvrier au milieu d'une santé parfaite; c'est ainsi qu'il a été vu deux ouvriers sortant à peine de prendre leur repas, être comme foudroyés au milieu de leur travail, et présenter l'un des accès d'épilepsie, l'autre un affaissement comateux. La paralysie, plus ou moins étendue, est encore une maladie qui peut arriver chez ceux qui travaillent le plomb. Du reste, ce qui arrive chez les ouvriers qui travaillent le plomb, le mercure, prouve suffisamment que tout en s'infectant progressivement, on finit par s'empoisonner et succomber.

Je crois avoir prouvé d'une manière irrécusable, et toujours en citant les sommités médicales, que les maladies dites nerveuses, maladies sans matière, qui occupent une si grande place dans le cadre de nos maux, peuvent être et sont souvent produites par ces malheureuses substances qui pulullent dans la matière médicale; que les symptômes que l'on accuse sont précisément ceux que l'on observe dans les maladies nerveuses, que dans l'une comme dans l'autre, il n'y a pas d'altérations dans les solides, et si le corps du délit ne nous était pas révélé, on dirait que c'est une affection nerveuse.

En donnant les principaux symptômes des maladies mercurielles, je crois avoir mis ce fait bien en évidence : c'est que ce métal et ses combinaisons chimiques peuvent amener les états les plus divers, depuis les plus benins jusqu'aux plus graves ; ainsi M. Raspail, notre maître à tous, à raison de dire qu'il n'est pas une seule douleur, une seule altération de tissus qu'il ne puisse produire, une seule maladie dite nerveuse, avec laquelle on ne puisse confondre les effets de ce métal.

J'allais oublier le sulfate de quinine, son importance est grande, on l'emploie à des doses tellement fabuleuses, qu'il serait bon de voir l'opinion des médecins.

Quelques faits malheureux observés sur un homme à qui on avait donné le sulfate de quinine à la dose de quatre, cinq et six grammes par jour, prouvent qu'il peut déterminer des accidents variés du côté du système nerveux, c'est la céphalalgie, de l'agitation, un peu de trouble dans la vue et souvent de la surdité, phénomènes qui ont été observés chez des malades, à qui on n'en donnait que 50 ou 60 centigrammes. A un degré plus avancé il survient du délire, des mouvements convulsifs, une paralysie assez étendue.

Si j'insiste sur ces faits, dit M. Grisolle, c'est à cause de la tendance malheureuse que l'on a aujourd'hui de donner à des données toxiques, beaucoup de médicaments, poison (textuel).

L'arsenic est une substance en vogue contre les maladies *rebelles* de la peau et contre les fièvres intermittentes ; plusieurs chirurgiens des hôpitaux ont fait des expériences en faveur de ce médicament, entre autres M. Baudin. Je crois que nous ne pouvons pas mieux choisir, pour trancher cette question, que de rapporter l'opinion du célèbre Joseph Frank :

« Nous avons tenté trois expériences avec l'arsenic, dans « les fièvres intermittentes, sans résultats avantageux, et, « Dieu en soit loué, sans accidents. Maintenant, *nous som-* « *mes convaincus*, et ce n'est point une opinion nouvelle, « que l'on peut bien guérir les fièvres intermittentes avec ce « poison, *mais en tuant les malades!* »

Jusqu'à présent, en historien fidèle, j'ai énuméré les opinions de plusieurs médecins sur toutes les questions qui touchent la médecine. Pour juger, il faut connaître le pour et le contre. Je continuerai encore ma petite excursion afin de mettre en évidence, au plus récalcitrant, combien nous sommes vrais dans les appréciations. Que disent les ouvrages thérapeutiques contre les substances qu'emploie la nouvelle méthode ? Ils en font le plus bel éloge. Le camphre, le malheureux camphre ! que n'a-t-on pas dit contre lui ? Ouvrez donc les livres de M. le professeur Bouchardat, et lisez : « Le « camphre est une arme puissante avec laquelle l'homme peut « se défendre sans se compromettre des milliers de parasites « qui semblent attendre et provoquer sa fin ! » On en recommande l'emploi contre les ulcères de mauvaise nature, gangrène, la pourriture d'hôpital; mais si on a recours à cette substance pour prévenir ces accidents ou ces maladies, la même substance, de bonne qu'elle était devient nuisible ! Comment expliquer cela ?

Pour les autres vermifuges, il en est de même. « Donnez, « dit M. Trousseau, la mousse de Corse, le semen coutra, la « fougère, toutes ces substances peuvent être données sans « inconvénient, et vous amènerez souvent ainsi le *rétablis-* « *sement de la santé* chez des enfants où *aucune cause* ne « vient expliquer les symptômes graves que l'on observe.

« Pour l'ammoniaque, *on dit* que ses préparations ont re- « pris un rang élevé dans la matière médicale, et qu'elles « ont une action spécifique sur le système nerveux. »

Dans ce dédale de suppositions, de contradictions, celui qui est le plus à plaindre, c'est le pauvre malade, qui est là souffrant ; c'est la pauvre famille qui, en confiant son cher malade aux soins d'un médecin, attend avec impatience son rétablissement. Comment ne pas prendre en considération ses angoisses, lorsqu'elle entend parler de tous les côtés qu'un tel a été guéri, parce qu'il a été traité différemment. Il n'y a que le médecin qui décide de tout : son assertion est le baume consolateur, comme son doute est le désespoir de la famille. Naturellement, dans l'état actuel de la science, le médecin n'ira pas se prononcer d'une manière positive sur la situation de son malade.

Doutant lui-même du résultat de ses prescriptions, son langage ne peut pas être affirmatif, le voudrait-il, la prudence, le soin de sa réputation, lui empêchent de se prononcer. Voyez sur quoi repose la tranquillité d'une famille, sur un peu plus ou moins d'habileté, de savoir faire, de l'homme de l'art ! Et cependant comment faire ? Si malheureusement on veut opposer quelques observations au médecin, on craint de le froisser; si on le laisse continuer, le malade succombe. Où chercher un appui contre tant d'inquiétudes ? A quelle méthode se confiera-t-on ? Il y en a eu tant !

Est-ce à la méthode des saignées coup sur coup, jusqu'à extinction de chaleur naturelle, comme M. Bouillaud la pratique ?

Ou à des saignéés anodines, moins souvent répétées ;

Ou à celle qui n'en fait plus du tout ?

Est-ce à la méthode Delaroque qui consiste à donner des purgatifs tous les jours et même quelquefois deux grammes de calomélas d'un seul coup ?

Est-ce à la méthode abortive de M. Serre, qui consiste dans l'emploi du mercure à l'intérieur et à l'extérieur ?

Est-ce à la méthode contro-stimulante de Rasori ?

Est-ce à la méthode par l'eau froide ?

Est-ce à la méthode expectante, autrement dite *la méditation sur la mort?*

Est-ce à la méthode des doses infinitésimales ou homœopathique ?

Si un malade venait proposer sa clientèle au médecin en disant : Tenez, Monsieur, moi, je n'ai de confiance, à tort ou à raison, que dans la méthode de M. Bouillaud, voulez-vous la suivre exactement ? Vous serez le médecin de ma famille. Précisément il tombe sur un émule de Rasori. Mais dans les facultés il y a cela de bon, que Messieurs les professeurs tout en se proscrivant mutuellement, savent faire des concessions lorsqu'ils voient leurs intérêts lésés. La méthode de M. Bouillaud toute mauvaise qu'elle soit aux yeux d'un Rasorien, ne peut pas être proscrite à la légère ; peut être on l'a décriée mal à propos Le professeur Bouillaud passe pour un homme très érudit ; et puis en médecine on ne peut pas juger sans réflexion. Bref, en raisonnant ainsi, le médecin accepte la proposition du client, car, au demeurant ce qu'il y a de mieux en médecine c'est de l'éclectisme, c'est-à-dire, l'absence de tout système où l'arbitraire joue le principal rôle, c'est pourquoi il s'accommode de tout.

Docteur un tel, n'est pas exclusif, il prend partout ce qui est bon, il est très prudent avec ses malades, dit le bon public, et le médecin est le premier à rire de cette naïveté. Je voudrais bien connaître ce système qui glane de système en système, comme l'abeille de fleur en fleur, pour composer quelque chose qui aurait une forme, un corps. L'éclectisme en médecine comme en philosophie échappe aux investigations sérieuses de la raison, c'est une audacieuse imposture et rien de plus.

Puisque vous ne demandez que des faits qui puissent vous convaincre pour vous rendre à l'évidence, continuons à vous en citer : Observez bien que je pars toujours du même principe, et qu'en suivant la nouvelle méthode dans toute sa rigueur, j'ai obtenu des résultats admirables.

La rougeole, la scarlatine, la variole, voilà des maladies éruptives, qui, lorsqu'elles sévissent épidémiquement dans une localité quelconque, sont promptement mortelles.

Par notre manière de traiter elles n'offrent aucun danger. Ainsi, une jeune fille que j'ai traitée, atteinte de la variole, et chez laquelle l'éruption était complète lorsqu'elle me fit appeler, avait quelques pustules purulentes, — quinze jours après ma première visite, elle a été à la messe, et n'est nullement marquée. Sa sœur allait avoir la même maladie, grâce à notre traitement, tous les boutons ont été avortés, et à peine si la malade a été indisposée.

Nous avons eu à traiter un jeune homme qui tout d'un coup et sans cause connue, se sent assailli par des idées les plus bizares, son père, qu'il aimait par-dessus tout, lui est devenu odieux, sa vue l'exaspérait, lui, le meilleur des fils, il ruminait pour le tuer. — L'eau sédative appliquée sur le crâne, autour du cou, le calmait, — une purgation à l'huile de ricin, — un régime hygiénique et vermifuge ont ramené le calme et le bonheur. Si cependant quelqu'un de la famille eût succombé d'une pareille maladie, on n'aurait pas manqué de dire que c'était une maladie héréditaire, et, par conséquent, incurable!

En thérapeutique, abondance des remèdes veut dire disette: prenons pour exemple le rhumatisme articulaire, et la phthisie pulmonaire, maladies très-communes, qui se rencontrent partout, et contre lesquelles la médecine n'oppose aucun moyen, — je dis aucun moyen, parce que prescrire aujourd'hui le contraire de la veille, c'est avouer implicitement ou son ignorance ou son impuissance contre le danger qui menace le malade. Les moyens de la nouvelle méthode ont été couronnés d'un plein succès. A l'encontre de ceux que l'Ecole emploie ou qu'elle se presse d'employer *pendant qu'ils guérissent*, nos médicaments ont toujours la même vogue, parce qu'ils ont la même puissance. L'huile de foie de morue qui guérissait des phthisies pulmonaires n'est employée à présent qu'en désespoir de cause. On reconnaît que cette maladie peut se déclarer chez des ouvriers qui travaillent le plomb, le mercure, — pourquoi ne pourrait-elle pas venir chez les malades qui ont pris des médicaments qui avaient pour base ces substances. Est-ce parce que la maladie se déclare plus tard? Raison de plus pour ne pas croire à l'innocuité de tous ces remèdes.

Les auteurs anciens ont décrit la phthisie des ramoneurs, des balayeurs, des meuniers, etc., parce qu'ils admettaient des traitements selon les causes productrices de la maladie. Et cependant cette maladie si grave, si redoutable et malheureusement si fréquente, serait susceptible de guérison, si elle n'était pas compliquée par l'usage immodéré des substances toxiques. Je pourrais citer un assez grand nombre de guérisons qui me sont personnelles à l'appui de mon assertion. — Je me contenterai des deux suivantes.

Le sieur Halluin, en cette ville, avait eu des hémorrhagies très fortes, une toux continuelle depuis vingt mois, qui ne lui permettait plus aucun repos, — il avait été vu par un grand nombre de médecins qui l'avaient condamné sans retour; — heureusement pour lui, il n'avait pas pris beaucoup de remèdes énergiques. — Le régime hygiénique et vermifuges, l'écorce de grenade, ont eu raison de ce moribond.

Une guérison aussi belle que la précédente, a eu lieu pour le sieur Delebecq, à Quesnoy, il a été dans un état extrêmement grave, il avait eu des hémorrhagies très-fréquentes et très-abondantes, ceux qui l'ont connu dans cet état de dépérissement ne se lassent point de le regarder et de croire que désormais nous devons guérir toutes les maladies.

Puisque le régime hygiénique et vermifuge ont tant d'efficacité contre la phthisie pulmonaire, il s'ensuit que le régime doux, que la nourriture fade, que les tisanes émollientes, gommeuses doivent prédisposer au développement de cette funeste maladie. Nous voyons dans la physiologie de Beraut, que des esclaves russes à qui on avait voulu supprimer le sel, qui était peut-être leur seul condiment, étaient tombés dans un état de langeur et de faiblesse, avec pâleur de la peau et tendance à l'œdeme avec génération de vers. C'est en traitant ainsi par les aliments doux, les boissons émollientes, dit Raspail, pour un simple rhume que nous aurions peut-être guéri en vingt-quatre heures, on conduit son malade à la tuberculisation et de là au tombeau.

A la fin de mes études de l'Ecole de médecine, pendant que je cherchais à approfondir tous les systèmes, toutes les doctrines, l'Académie de Médecine brisa ses idoles, dans une discussion à jamais mémorable qui eut lieu du 9 novembre 1855 au 4 janvier 1856. Rien n'est plus instructif que ces onze séances pour les zélés partisans de l'ancienne médecine, le chapitre des suppressions du *Manuel et de l'histoire naturelle de la santé*, est entièrement approuvé, les vérités d'autrefois sont devenues des hérésies aujourd'hui, plus rien ne reste de bon.

« Assez, assez comme cela de nos vieilles coutumes de médecine, s'est écrié M. Malgaigne, je demande pardon à Dieu et aux hommes d'avoir sacrifié comme tant d'autres au *Dieu-Séton*. J'en rougis pour la science, pour mon dévoûment aveugle aux traditions de l'Ecole.

» La réforme n'est pas complète, il reste beaucoup à supprimer tout ce qui est inutile, *douloureux, nuisible surtout*, doit disparaître.

» Jeunes gens qui m'écoutez, joignez-vous à moi pour abattre, armez-vous de la hache et du marteau, venez avec moi détruire et brûler, afin que sur les ruines du passé s'élève le monumeut éternel de la véritable science. »

M. Raspail avait-il raison de dire en 1846, en face de ses dénonciateurs Orfila et Fouquier :

« Votre vieille médecine n'existe plus, entendez-vous ! Vous vous y attachez comme à un cadavre adoré, mais ce n'est pas moins un cadavre. »

Quand je vois les professeurs de la Faculté de Paris, les Académiciens, faire table rase du passé, reconnaître les errements de la vieille médecine et invoquer le secours de la jeunesse, je me demande comment les médecins osent encore persévérer et soutenir les traditions du passé, reconnues funestes? Les maîtres qu'ils invoquent proclament hautement une ère nouvelle de régénération médicale et eux restent sourds à ce généreux appel. Permettez-moi alors de vous demander dans quel milieu vous vivez ? Quel exemple voulez-vous suivre ? Le passé tombe et n'a plus de nom. L'avenir vous effraye, — où allez-vous vous placer pour reconquérir vos droits? Suivez vos maîtres et vous vous rendrez dignes de l'estime de vos concitoyens. Il en coûte, sans doute, à l'amour-propre de reléguer dans un coin obscur, les idoles de la veille, mais dans une question d'humanité, l'amour-propre ne doit jouer aucun rôle. Une doctrine basée sur l'erreur s'expose à de rudes et inutiles combats. Voyez ce qui se passe depuis deux mille ans avec les systèmes médicaux : à force de se contredire, on est parvenu à rendre illusoire et ridicule la profession médicale, personne ne croit plus à la médecine et encore moins aux médecins. On souffre un médecin chez soi pour la forme, on l'appelle pour les siens afin de ne pas être accusé d'homicide, mais on n'a pas de confiance en lui. La raison est bien évidente, c'est que tout le monde reconnaît leur insuffisance pour enrayer nos maux. Il n'y a que le médecin qui ne veut pas voir clair, et reconnaître la cause essentielle de ce mal.

Chaque innovation soulève, de la part des médecins, des cris de réprobation; aussitôt qu'on laisse l'ornière de l'habitude, on doit nécessairement, selon eux, suivre le mauvais chemin. Un journal de Lille, le *Mémorial*, a donné la preuve de ce que je viens de dire, en voulant critiquer l'usage des bains de sang, et l'application des peaux d'animaux sur l'homme. Ainsi, le jour même il recevait une lettre de M. Lenglin, ébéniste, à Wazemmes, qui annonçait qu'il s'était éveillé un matin aveugle. Après avoir essayé différents moyens de traitement et n'espérant aucune guérison, il eut recours à M. Raspail, et dans bien peu de temps il fut parfaitement guéri.

M. Leclercq, rue des Arts, atteint d'une amaurose et de l'opacité de la cornée, est l'exemple vivant de l'efficacité surprenante de ce mode de traitement.

Mlle A. Codron, qui a porté une tumeur blanche pendant douze à quinze ans, malgré les différentes médications, était toujours dans un état tel qu'on a voulu, à plusieurs reprises, lui faire l'amputation de la cuisse. Eh bien ! l'application des peaux d'animaux a eu une réussite complète.

Des personnes qui avaient eu des accidents *secondaires* de la syphilis s'en sont trouvées très bien. Les personnes atteintes de douleurs *nerveuses*, d'hydartrose, de maux de tête excessifs que rien ne calmait, ont été délivrées de leurs souffrances par les bains de sang.

Une personne qui portait une dartre à la figure depuis dix ans, grâce au traitement *incendiaire* de la médecine, selon l'expression de M. Grisolle, puisque l'arsenic et le mercure n'étaient pas épargnés, est entièrement rétablie. Ces exemples sont pris sur lieux afin que l'évidence des faits soit plus frappante.

Un organe de la publicité, quelqu'il soit, se doit, avant tout, à la vérité. Que lui importe comment on soulage, pourvu qu'on se trouve soulagé ; il relate les faits, cite les noms propres pour sa garantie personnelle et ne doit pas s'occuper du reste. Car, si les personnes guéries par les moyens mis en doute par le journal, voulaient lui prouver le contraire, il aurait pu recevoir tous les jours une lettre annonçant un nouveau résultat.

On a beau contester, on a beau nier la suprématie de la nouvelle méthode, elle marche toujours ; de jour en jour, elle envahit un nouveau terrain. Partout, dans les villes comme dans les hameaux, où la souffrance dure trop longtemps, vous voyez le *Manuel* ouvert à la page qui indique la maladie contre laquelle on avait besoin de son secours! Pourquoi cela? Parce que la vérité est une, et que malgré toutes les entraves des savants du passé, elle leur donne un croc-en-jambe de temps en temps et poursuit son chemin.

Une femme pauvre de Lille avait été voir trois médecins au bureau de bienfaisance pour son enfant; tous avaient dit qu'il avait le croup, et lui avaient prescrit de l'émétique. Les symptômes s'aggravant de plus en plus, ils engagèrent cette femme à mettre son enfant à l'hopital pour qu'on l'opérât; la pauvre mère ne voulut pas y consentir et me fit appeler lorsque son enfant était à moitié asphyxié. En quinze jours de temps, il fut entièrement rétabli.

Dans le cours de ma discussion, j'ai donné quelques exemples nécessairss, pour prouver au lecteur combien notre entreprise est sérieuse, combien nous tenons à cœur que les pauvres malades se débarrassent de leurs maux, sans y ajouter d'autres souffrances. Il me reste encore quelques observations à citer, qui ont trait à plusieurs genres de maladies. Je les indiquerai succinctement, de crainte de lasser la patience de mes chers concitoyens.

Dans une famille de trois enfants mariés, une jeune dame eut la jaunisse (ictère), qui prit des proportions effrayantes, et se compliqua d'une hypertrophie du foie; au bout de quatre mois de traitement, elle fut condamnée par son médecin; la malade était plutôt noire que jaune. En désespoir de cause, elle vint donc nous trouver, et elle obtint une guérison complète. Son enfant, traité pour le carreau, ne dut sa guérison qu'à notre méthode. La grand'mère fut prise tout à coup de douleurs de tête violentes, d'une fièvre très forte, la langue était chargée; le médecin, appelé à donner des soins, frappé de symptômes qui annonçaient de la gravité, prescrivit une potion en remettant au lendemain un autre traitement; mais quelle ne fut pas sa surprise en voyant sa malade parfaitement bien; il avoua ne rien comprendre à la réussite inespérée de sa potion, Je le crois sans peine, puisque la malade a été traitée toute la nuit par la méthode nouvelle. Les autres membres de la famille, les uns atteints de glandes très volumineuses au sein droit, les autres de crampes d'estomac, de gastrite, de fièvre typhoïde, se sont parfaitement bien trouvés de la nouvelle médication.

Un grand industriel de notre cité, souffrant d'une affection du genou depuis douze ans, avait fait de grands sacrifices pour se débarrasser de douleurs continues qu'il y éprouvait. Le traitement qu'il subissait, au lieu de le soulager, augmentait ses souffrances. Au bout de quatre mois de notre traitement, il a été rendu à la santé. La même chose à peu près est arrivé à trois de ses contre-maîtres. La sœur de son garde, malade depuis quatorze mois, malgré une faiblesse extrême et une maigreur effrayante, fut saignée très fréquemment; son mal empirait; elle a eu recours à notre régime hygiénique et vermifuge, et elle s'est guérie parfaitement bien. Longtemps après le traitement, elle rendait des lombrics. Une ouvrière de sa maison passait la moitié du temps à l'hôpital pour des palpitations de cœur. Les déplétions sanguines par la lancette, ou par les sangsues ne lui faisaient pas défaut, la digitale pourprée n'a pas été épargnée non plus, la pauvre malade sortit de l'hôpital plus malade qu'avant d'y entrer. Aujourd'hui elle se porte parfaitement bien et ne sait comment exprimer sa reconnaissance, sa guérison date de trois ans.

Un maçon reçut sur la cuisse et la jambe gauche un pan de muraille qui lui fit la plus grande blessure, les troncs nerveux et artériels du creux poplité étaient à découvert, on croyait l'amputation de la cuisse inévitable. Au lieu de faire le pansement avec le cérat simple, j'obtins de l'élève chargé des pansements, de les faire avec le cérat camphré. Cette simple condescendance de la part de l'élève fut la cause que l'amputation n'eut pas lieu, car la guérison marcha avec une rapidité étonnante. Tous ceux qui n'avaient point le mot de l'énigme étaient on ne peut plus étonnés.

M. Malgaigne, en mettant sous nos yeux le tableau de la mortalité après les opérations chirurgicales, aurait dû faire comme il avait fait avec le *Dieu-Séton*, il eut été tout-à-fait logique dans son appel à la régénération médicale. Sur 852 amputations, la mortalité générale a été de 332, c'est environ deux sur cinq. Tandis que si le pansement de la nouvelle méthode était adopté au complet, on aurait vu la mortalité diminuer de trois quarts au moins, puisque la fièvre, la résorption du pus et d'autres accidents de ce genre ne peuvent jamais avoir lieu.

J'ai montré de la manière la plus évidente que nous guérissons l'inflammation lorsqu'elle existe soit au-dehors, soit au-dedans en très peu de temps; dans le cas où nous éprouvons un échec quelconque, nous sommes sûrs que cet état est entretenue par un médicament poison. En voici la preuve: Une personne, qui avait une cataracte double, se fit opérer sur un œil; on employa la belladone à plusieurs reprises pour dilater la pupille; j'employai ensuite le pansement de la nouvelle méthode. Pendant un mois elle eut des douleurs de tête très violentes et qui ne furent que peu amendées par nos moyens, il lui fallut un mois pour qu'elle pût reprendre son travail interrompu depuis longues années. Trois mois après, l'on opéra l'autre œil; mais cette fois on ne mit plus de belladone. Le lendemain, l'œil opéré, recouvert d'un épais bandeau, ne produisait aucune souffrance, ce que voyant, la malade se mit à son travail qu'elle ne quitta que le soir pour faire son pansement et ses frictions. Le surlendemain, lorsque je la revis et qu'elle me conta cela, je n'eus pas la force de la gronder, tant son œil allait bien.

Une personne eut une ophtalmie purulente, on déclara qu'un œil était perdu et que l'autre pouvait encore conserver un peu de vision en le traitant d'une *manière énergique*. On eut recours aux collyres au nitrate d'argent à haute dose pour l'œil qui donnait quelques espérances. A la suite de l'application de ces collyres la douleur était si forte que le malade renonça complètement à leur emploi. Il vint me trouver, nous traitâmes les deux yeux de la même manière; l'œil condamné revint aussi beau qu'avant que la maladie l'eût pris, tandis que l'autre eut un staphylome, opacité et saillie de la cornée. Il m'est donc permis de dire avec M. Raspail que l'on n'a pas à redouter l'inflammation dans n'importe quelle opération en employant les moyens publiés depuis quinze ans. Puisque la Faculté est impuissante à empêcher l'inflammation de faire ses progrès, et à la guérir quand elle peut agir directement, pourra-t-elle le faire quand elle est à l'intérieur? J'ai soumis à vos méditations une longue série de moyens contradictoires, douloureux et contre nature d'un côté, soulageant rapidement sans effort et réussissant constamment de l'autre. Que devons-nous conclure de tout cela? Que l'entêtement et la routine empêchent de voir clair et de se rendre à l'évidence.

Le médecin doit donc, quand il traite une maladie, rechercher la cause du mal et ne jamais la compliquer d'une autre, produite par l'administration des médicaments, *poison*. Par exemple, une épine se trouve dans la main, de là inflammation violente, gonflement des tissus, douleur vive, fièvre. Emploira-t-on pour combattre ces symptômes inflammatoires la pommade mercurielle? Où cherchera-t-on à faire sortir l'épine, cause première du désordre? L'épine est visible à nos yeux, la méprise est trop difficile pour qu'on ne s'occupe pas à l'extraire le plus tôt possible. Je conçois cela; mais si une douleur vive, lancinante, se faisait sentir à l'index ou au pouce, sans cause visible, comme cela se voit dans le panaris. Eh bien, le médecin, oubliant l'exemple de l'épine, dans quel remède va-t-il chercher du soulagement? Examinez bien sa conduite, sa manière de combattre le mal, la certitude de son diagnostic. Cependant l'inflammation et tous les désordres qui l'accompagnent sont les mêmes, sans doute, mais le traitement est opposé, contraire à la cause du mal, c'est pourquoi le malade souffre pendant des mois entiers. J'ai vu un de ces tristes exemples sur une domestique qui n'a pas voulu suivre mes conseils. — Voilà dix-huit mois qu'elle ne peut se servir de sa main droite à la suite du panaris au pouce. — Et comme pour la punir de son entêtement, dans le cours de sa maladie, l'index de la main gauche commençait à darder de coups, annonçant le même mal; vite elle plonge son doigt dans l'alcool saturé de camphre pendant deux heures, et le lendemain la souffrance avait disparu! Triste leçon! je pourrais citer plus de vingt panaris guéris en très peu de temps sans le secours du bistouri.

De tout ce que je viens de dire il est clair et bien positif que de toutes les maladies dont nous sommes atteints, les trois-quarts, au moins, restent étrangères et inconnues aux médecins, qui ont cependant la mission de nous en préserver et de nous en guérir. Cette évidence est tellement palpable qu'elle n'a pas besoin de démonstration. Prenez n'importe quel individu et demandez lui ce qu'il pense de son médecin, il vous répondra, j'en suis sûr : C'est un excellent homme, il fait ce qu'il peut, mais il ne réussit pas souvent! autant celui-ci qu'un autre!

Pour être logique et pour couper court à toutes ces hésitations, le meilleur moyen est de résoudre le problème suivant :

1° Dans l'état actuel de la science, peut-on démontrer que l'homme est sujet aux mêmes maladies que les animaux?

2° Les insectes connus, les entozooaires se développant dans nos organes aussi bien que dans nos tissus, peuvent-ils y vivre sans apporter du trouble dans notre organisation?

3° Dans le cas contraire, indiquer les moyens qui nous débarrassent d'eux et, par conséquent, nous conservent la santé?

1°. L'animal a toujours servi d'expérience à l'homme c'est sur lui que l'impitoyable physiologiste recherchait les mystères de la circulation, la cause de la vie, c'est sur lui que, voulant appliquer le remède à l'homme, il marquait le degré de son action. Non seulement il voulait s'assurer, par ces recherches, de l'exactitude de ses investigations, mais en même temps il avait la bien juste prétention de vouloir combattre le mal. C'est ainsi que de l'animal à l'homme et de l'homme à l'animal il est parvenu à traiter l'un et l'autre d'une manière tout à fait identique, je conclus donc de là que l'un et l'autre doivent être sujets aux mêmes maladies.

2° La seconde question de notre problème est beaucoup plus âpre à résoudre, parce que bien des savants, bien des célèbres médecins et naturalistes n'ont jamais voulu se rendre compte de l'existence des êtres infiniment petits, susceptibles de vivre dans notre chair, au détriment de notre organisation en y apportant par leur présence, ou par leur action différentes modifications nuisibles à notre être.

Au commencement de ce travail, je suis entré exprès dans un long développement des suites qu'occasionnent la présence des insectes et des vers dans notre corps. J'ai rapporté des faits irrécusables à l'appui de mes observations. Ces recherches et ces faits m'ont conduit à des résultats nouveaux qui sont la base de la doctrine médicale de M. Raspail.

Il est donc prouvé qu'un mal si petit qu'il soit a une cause directe qui le produit. Ainsi, lorsque nous voyons les enfants les yeux cernés, pâles, se frottant souvent le nez, nous disons que ces enfants ont des vers, non seulement dans le corps, mais dans le nez. Parce qu'il nous est impossible de comprendre la bizarrerie de la sympathie qui produit des démangeaisons à distance. Il en est de même pour toutes les inflammations, les irritations, les phlogoses, les douleurs nerveuses, etc., etc. Tous ces états ne peuvent pas exister *en vertu d'une prédisposition particulière de notre individu*, comme le prétend l'Ecole de médecine; non, ces états existent parce qu'ils sont la conséquence d'une cause organique ou inorganique, animée ou inanimée. Parti de ce principe incontestable et incontesté, tout l'échafaudage des anciennes doctrines médicales croule et tombe! Tout devient simple et facile à comprendre La gravité des inflammations dépend du milieu dans lequel elles se manifestent, à cause de la délicatesse de structure des organes ou de la contexture des tissus, et surtout de la cause qui les a produites. Rechercher la cause, voilà le but réel du médecin, l'éliminer de notre corps ou l'anéantir voilà le devoir de l'homme de l'art.

On ne comprend pas bien, en général, pourquoi la nouvelle méthode n'admet pas la saignée contre les maladies dites inflammatoires, telles que: fièvre cérébrale, apoplexie, pneumonie, pleurésie, gastro-entérite, colite, etc., etc. Le sang, ce fluide régénérateur du corps peut éprouver des modifications dans sa composition intime, occasionnées par diverses causes, il peut s'épaissir ou devenir plus fluide que d'habitude. En s'épaississant il augmente la lenteur dela circulation et même il l'arrête dans des vaisseaux capillaires, que cet accident ait lieu dans le cerveau et à l'instant même on éprouvera tous les symptômes d'une congestion cérébrale, qu'un acide quelconque pénètre dans les vaisseaux sanguins et à l'instant l'individu présentera les signes si caractéristiques de la fièvre typhoïde, l'incertitude dans la marche, faiblesse générale, lourdeur de la tête, etc. Un froid excessif ou une forte chaleur agit également sur le torrent circulatoire et produit des accidents selon les régions sur lesquelles son action a eu lieu. En présence de ces faits, le médecin en examinant son malade, doit donc avoir égard non pas aux effets, mais à la cause de tout ce mal. Pourquoi saigner un homme chez lequel le sang est plus épais qu'à l'ordinaire? La soustraction de ce liquide précieux ne change en rien sa qualité, ses combinaisons chimiques, il est toujours le même et prédispose aux mêmes évènements. Au lieu donc de ce moyen dangereux, ayez recours aux moyens qui par leur action rendent au sang sa limpidité ordinaire et vous verrez ce cortége lugubre qui effrayait tout le monde disparaître à l'instant même. L'équilibre ayant été rétabli, tout marche bien.

Ainsi, la présence des vers dans le canal alimentaire y développe de l'acidité, elle est charroyée dans le torrent circulatoire et produit les effrayants symptômes qui font le désespoir de l'ancienne médecine et qu'elle n'a jamais su expliquer d'une manière logique. C'est pourquoi la cause de la fièvre typhoïde n'a jamais été bien comprise. Qu'y a-t-il d'étonnant que le traitement adopté contre cette affection se trouve en désaccord avec la maladie, et au lieu de la guérir, laisse décimer les populations, dans les contrées où elle règne épidémiquement. Cette grave fièvre est toujours accompagnée de fièvre cérébrale, les malades ont des maux de tête épouvantables, le délire continuel, des inflammations d'entrailles bien constatées, quelques fois elle débute par une fluxion de poitrine des plus graves. Eh bien, tous ce cortége effrayant des symptômes disparaît ou peut disparaître au bout de vingt-quatre heures! Les fréquentes lotions à l'eau sédative, sur la tête, la région du cœur. le ventre et entre les deux épaules; les larges frictions à la pommade camphrée sur l'abdomen et les reins, quelques purgatifs; le régime hygiénique et vermifuge et nos malades sont sur les pieds dans un très-court espace de temps.

Pourquoi voulez-vous que la nouvelle méthode saigne, mette des emplâtres vésicatoires, cautères, sétons ? Pourquoi voulez-vous qu'elle prive ses malades d'éléments nécessaires pour leur existence ? Elle enraye la fièvre, et la fièvre cérébrale ; elle enlève les souffrances d'entrailles avec une rapidité étonnante, et vous voudriez qu'elle s'amusât à tâtonner, à pallier, à prolonger le mal ? Que nos détracteurs disent, en voyant nos malades guéris de ces graves fièvres, *que ce n'était rien !* En effet, pour nous, ce n'est pas grand chose ; mais pour eux : Il faut d'abord que la maladie parcoure toutes les périodes assignées par la science, ensuite, pour agir d'une manière convenable, il faut que tel ou tel symptôme disparaisse, et lorsque le malade paraît, aux yeux du savant docteur, être bien disposé à être médicamenté, c'est dans ce moment où le pauvre diable succombe ! Vous vous étonnez, ignorant vulgaire, mais vous ne savez donc pas qu'il faut pour que la science se prononce, quarante à cinquante jours d'épreuves ? Dès le moment que le malade succombe avant cette époque, vous n'avez rien à objecter. Il est donc prouvé que toutes les fois que les malades ne sont pas mis dans l'état de squelettes, lorsqu'ils ne sont pas exsangues, écorchés de la tête aux pieds, et alités pendant trois ou quatre mois, ces malades là selon l'ancienne médecine n'étaient pas atteints de la fièvre typhoïde ou de ses congénères ;

3° Cette question se trouve toute résolue.

Je m'arrête à ces simples aperçus, mon intention n'est pas d'écrire un livre. Les développements de toutes ces questions m'entraîneraient au-delà du but que je me suis imposé. Mon travail, tout insuffisant qu'il soit, aura du moins le mérite d'éclairer mes chers concitoyens sur leurs intérêts les plus graves et les plus sérieux : la conservation de la santé ! Ma présence parmi vous, et mes constants succès, vous mettront à même de juger si mes assertions se trouvent au-dessous de la vérité.

§ IV.

La réforme des honoraires du médecin par moi proposée, afin que les intérêts de celui-ci ne soient plus en opposition avec ceux du malade.

Je ne comprends rien à l'entêtement et à la mauvaise foi de certaines personnes ; il suffit de s'appeler un tel pour être repoussé. Parlez à un médecin de sa profession, il sera le premier à dire combien elle offre d'incertitude. Engagez-le à suivre une route opposée plus conforme à l'esprit de notre siècle, et, au besoin, de notre civilisation, il ne vous écoutera plus. Il se plaindra bien de peu de dignité et de confiance qu'inspire son état, mais il né voudra pas descendre au fond des choses pour savoir pourquoi cet état existe ; il crie contre le charlatanisme, et à son insu, je me plais à le croire, il en suit la pente; il voudrait imposer au malades les croyances qu'il n'a pas lui-même, il a beau crier, tonner contre l'ingratitude de ses clients, les clients ne l'écoutent pas, et ne s'en trouvent pas plus mal pour cela. L'intérêt professionnel est en danger, partout où le malade peut échapper aux soins de l'homme de l'art, il le fait avec plaisir, parce qu'il y trouve un bénéfice réel, une économie sensible de temps et d'argent. Cependant M. Raspail, cet infatigable réformateur des abus, a indiqué des moyens sûrs pour relever la dignité doctorale. Tout en démolissant le vieil édifice du passé, il a voulu réorganiser le corps médical, non pas en formant des associations, qui n'associent rien, mais en faisant du médecin, non pas un marchand de santé, mais un magistrat rétribué par l'Etat. Le médecin n'aurait pas besoin de courir après une clientèle, ni de flatter très souvent des gens qu'il méprise ; dans son confrère il n'aurait pas vu un concurrent, mais un frère, la jalousie du métier n'existerait plus, l'envie, cette autre plaie de la médiocrité, s'effacerait et les hommes de la même profession s'entendraient parfaitement bien. Dès le moment que l'intérêt est aboli, sur quoi voulez-vous avoir la division. La hiérarchie des places s'obtenant par concours, le mérite aurait la chance d'avoir sa place.

Ce que le médecin n'a pas voulu comprendre, le public l'a compris: il a fini par s'apercevoir qu'il était dupe de sa grande foi, il s'est mis à étudier la nouvelle méthode médicale, à se l'appliquer malgré l'anathème que les médecins lançaient contre elle, et comme il a obtenu de bons résultats, il a mis la médecine de côté. Le blâmerez-vous de sa conduite ? Je ne pense pas. Par l'impulsion que j'ai donnée à la nouvelle méthode, bientôt, je l'espère, j'atteindrai mon but. Enfant du pays, j'ai voulu que ma cité fût la première à donner l'exemple aux autres. C'est pourquoi, voyant, depuis que je suis reçu médecin, ma clientèle s'augmenter, j'ai voulu que mes malades pussent profiter du bienfait de la médication et de la modération de nos honoraires. Combien de fois nous avons remarqué la crainte des malades lorsque le médecin les visitait souvent, combien de fois aussi nous avons été obligé de gronder nos malades du retard qu'ils apportaient à avoir recours à nos soins. Dans l'un comme dans l'autre cas, la cause a été la même, la crainte de dépenser trop d'argent. En effet, un malheureux père de famille, qui est tout seul pour élever ses enfants, calcule ; ne voulant pas faire des dupes, il attend, et c'est lorsqu'il est contraint par le mal, qu'il jette, comme on dit, le manche après la cognée.

Tous les établissements de charité sont institués dans un très bon but, je n'en disconviens pas, mais tous autant qu'ils sont ne répondent pas suffisamment au but qu'on se propose d'atteindre. Combien de malheureux sans soins qui succombent !

Je crois avoir résolu ce problème si difficile à résoudre en proposant des abonnements aux familles peu aisées. Avec la nouvelle méthode où les maladies durent si peu de temps, où les substances employées ne sont pas de haut prix. Les malades gagnent sous tous les rapports; ils abrègent la durée de leur souffrance et diminuent la dépense.

Ainsi en recevant trois francs par trimestre, et par famille, nous nous obligeons à donner nos soins. Les abonnements peuvent avoir lieu pour tout le monde, seulement ce n'est pas à nous de fixer les prix pour les personnes aisées. En les taxant nous craindrions de froisser leur amour-propre. Le pauvre a besoin d'encouragement, le riche au contraire devrait en donner. De plus, nous ferons observer que les malades nécessiteux ont besoin des médicaments indispensables; l'humanité nous fait un devoir de leur en donner, et nous sommes largement récompensés, car la guérison du pauvre sert d'exemple à bien d'autres personnes, ainsi la charité profite à tout le monde.

Combien de personnes riches peuvent facilement payer pour les malheureux qui les entourent, en voyant la modicité de nos prix; car notre but est philantropique, nous nous dévouons pour une cause que nous croyons juste et vraie. Notre réussite est trop belle pour qu'on puisse mettre notre assertion en doute, plus nous irons en avant et plus nous aurons d'adeptes. Les récalcitrants sont ceux qui ne veulent pas voir; jetez vos regards autour de vous et je suis sûr que vous nous tendrez la main. Quel mobile nous pousse à braver les injures de la calomnie et des envieux? L'amour de l'humanité!

Selon la mesure de nos moyens, nous voulons apporter à ce grand édifice de la régénération médicale, une petite pierrette. J'ai voulu par mon dévouement prouver que notre cité, si bonne et si généreuse, sait comprendre et apprécier le véritable progrès. Ai-je réussi? l'avenir nous le dira.

FIN.

Lille, Imp. de Lefebvre-Ducrocq.